ÉTUDE

SUR LA

SYPHILIS PULMONAIRE

PAR

Georges CARLIER

Docteur en médecine de la Faculté de Paris,
Médecin stagiaire au Val-de-Grâce,
Ancien externe des hôpitaux de Paris.

PARIS
A. DELAHAYE et E. LECROSNIER, EDITEURS
place de l'Ecole-de-médecine

1882

ÉTUDE

SUR LA

SYPHILIS PULMONAIRE

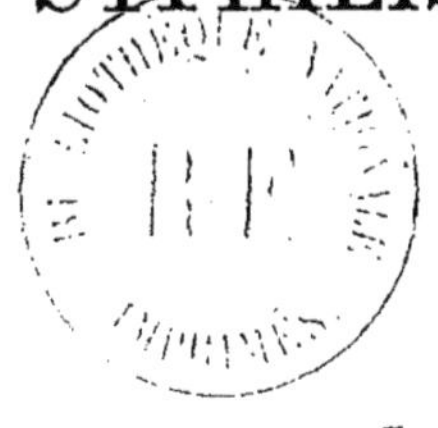

PAR

Georges CARLIER

Docteur en médecine de la Faculté de Paris,
Médecin stagiaire au Val-de-Grâce,
Ancien externe des hôpitaux de Paris.

PARIS
A. DELAHAYE et E. LECROSNIER, EDITEURS
place de l'Ecole-de-médecine

1882

A MON PÈRE ET A MA MÈRE

A MES PARENTS

A MES AMIS

A MES MAITRES

Carlier.

A M. LE DOCTEUR J. GUYOT

Médecin de l'hôpital Beaujon.

A M. LE DOCTEUR GASSELIN

A M. LE DOCTEUR J. SIMON

Médecin de l'hôpital des Enfants-Malades.

A M. LE DOCTEUR HALLOPEAU

Professeur agrégé à la Faculté de médecine,
Médecin de l'hôpital Saint-Antoine.

A M. LE DOCTEUR STRAUS

Professeur agrégé à la Faculté de médecine,
Médecin de l'hôpital Tenon.

A MES MAITRES DE L'ÉCOLE DU VAL-DE-GRACE

A M. LE PROFESSEUR FOURNIER

Membre de l'Académie de médecine,
Professeur de clinique des maladies cutanées et syphilitiques,
Médecin de l'hôpital Saint-Louis.

ÉTUDE

SUR LA

SYPHILIS PULMONAIRE

INTRODUCTION.

La syphilis, maladie générale, spécifique, se manifeste, après une assez longue incubation, par une série de phénomènes apparaissant constamment dans un ordre déterminé. C'est d'abord une ulcération superficielle à base indurée, accompagnée d'une tuméfaction polyganglionnaire. Le virus a pris possession de l'organisme; des éruptions généralisées polymorphes se montrent en même temps qu'il survient des douleurs osseuses, des céphalalgies, des plaques muqueuses à la région anale et dans la cavité bucco-pharyngienne.

Jusqu'ici les accidents ont été généralement fugaces, désormais les lésions seront plus profondes ; elles laisseront des traces indélébiles. La peau, les muqueuses, les os, les centres nerveux seront atteints ; des tumeurs gommeuses se developperont au sein des parenchymes.

A cette période, la syphilis se présente sous des aspects

si nombreux, si différents, que le médecin ne saurait trop se tenir en garde contre elle, chaque fois qu'il se trouve en présence d'une lésion dont les causes ne lui paraissent pas évidentes. L'utilité de savoir reconnaître la nature syphilitique d'une affection que l'on doit traiter est grande ; on peut généralement, en effet, obtenir par un traitement bien dirigé des résultats qu'on n'aura pas espérés si la cause de la maladie est restée inconnue.

La thérapeutique, particulièrement dans les manifestations syphilitiques du poumon, auquelles nous avons consacré cette étude, est souvent d'une efficacité merveilleuse.

La syphilis pulmonaire, suivant l'expression de M. le professeur Fournier, est une question NEUVE et DIFFICILE. Depuis surtout une dizaine d'années elle a été l'objet de publications nombreuses, les unes remarquables, les autres peu probantes ; il nous a paru intéressant de réunir dans un même travail toutes les notions les plus précises, restées jusqu'ici éparses dans un grand nombre de journaux ou de revues périodiques.

La tâche que nous avons entreprise est peut-être, en raison des difficultés qu'elle présente, au-dessus de nos forces; pour être traitée complètement, cette importante question exigerait une plume plus autorisée que la nôtre.

Puissent néanmoins nos efforts nous mériter la bienveillance de nos juges !

Nous diviserons notre travail en six chapitres : le premier sera consacré à l'historique, le deuxième à l'anatomie pathologique, le troisième à la symptomatologie, le quatrième au diagnostic, le cinquième à l'étiologie, le sixième au pronostic et au traitement.

Que nos amis MM. Hervé, Glaser, Poirier, Lepagnez, Godin, Jette et Jacquemin, dont les connaissances approfondies des langues étrangères nous ont été d'une si grande utilité pour les traductions italiennes, anglaises et allemandes, reçoivent ici publiquement nos sincères remercîments.

Nous prions M. le professeur Fournier, qui a bien vonlu accepter la présidence de cette thèse, d'agréer l'expression de notre vive reconnaissance.

CHAPITRE PREMIER.

HISTORIQUE.

Les notions les plus précises que nous possédons sur les manifestations syphilitiques du poumon sont de date récente. Cependant, la connaissance des accidents que la syphilis peut déterminer du côté des principaux viscères n'avait pas complètement échappé à la sagacité des anciens syphiligraphes. Ecoutons plutôt, au XVIe siècle, Ambroise Paré : « Vérole est maladie causée par les attouchements, infectant aussi les parties internes..... Pour le dire en un mot, on peut voir la vérole compliquée de toutes espèces de maladies vénériennes..... Quelques-uns demeurent asthmatiques et hectiques, avec une fièvre lente et meurent tabides et desséchés. » (Jullien, Traité des maladies vénériennes.)

« Certo constat, a dit Baglivi, phthisim sœpissimè esse

« morbum secundarium e variis morbis principalibus, v. g. « a lue venerea. »

Astruc, dans son traité De morbis venereis (t. IV, p. 92), s'exprime ainsi : « Functiones vitales quæ fiunt ope orga« norum contentorum in pectore depravari solent in syphi« lide variis de causis : 1° a tuberaculis vel gummatis in « pulmonum substantiâ latentibus sive cruda sint, sive sup« purata; 2°.... etc. Il rappelle aussi la première observation peut-être de syphilis du poumon. Celle-ci est due à Bambilla. Un phthisique était couché à l'hôpital près d'un syphilitique. On prescrivit un électuaire au phthisique qui était dans une situation désespérée ; par une méprise d'apothicaire, l'électuaire fut donné au malade vénérien pour s'en frotter et le premier reçut l'onguent mercuriel au lieu d'électuaire. Celui-ci ne se doutant pas de la méprise prit de l'onguent napolitain, environ la grosseur d'une noix muscade, deux à trois fois par jour, et il fut radicalement guéri, au grand étonnement du médecin, qui apprit ensuite par hasard comment la chose s'était passée. »

Schroder (in Pneumonide syphilit. Gœtting, 1779) écrivait : « producit... inflammationes, spasmos, tumores et « tubercula in variis partibus, nec non raro in pulmo« nibus. »

Dans sa Pathologie interne, Jos. Franck fait mention de la phthisie syphilitique ; il lui assigne trois périodes, ajoute que souvent elle est combattue miraculeusement par le mercure ; enfin, il rapporte l'observation d'un malade observé par son père. Un homme se plaignait de dyspnée, de toux fréquente, d'expectoration abondante, de fièvre, d'amaigrissement progressif, à la suite de la syphilis, et fut guéri par un traitement mercuriel.

La 22e lettre de Morgagni contient cette phrase : « Certes

ceux qui pratiquent soit la médecine, soit l'anatomie, n'ignorent pas que la phthisie peut se joindre assez souvent à cette affection (vérole). »

Tode, Sauvages, de Home (Différentes méthodes d'administrer le mercure), Carrère (Maladies vénériennes chroniques), Tandon (Annales Société médicale de Montpellier) relatent de nombreux faits d'affections pulmonaires complètement guéries sous l'influence d'une médication spécifique.

Hunter et plusieurs de ses contemporains ne partagent en aucune façon les idées des auteurs que je viens de citer à propos de l'influence de la syphilis sur les poumons. Pour Hunter, les viscères profonds ne sont pas de ces parties susceptibles d'être altérées par le virus vénérien.

Au commencement de notre siècle, Plenck (*Tabes venerea*), Rell (Traité de la gonorrhée virulente, 1806), Portal, puis Svédiaur et Saucerotte ne négligent pas de consacrer quelques mots à la phthisie pulmonaire syphilitique. « Etenim non raro, dit Van der Kolk (observations. Anato- « mie pathologique, 1826, page 129), in perscrutando « cadavera syphiliticorum, qui, dum vivebant, phthisici « videbantur, inveni in pulmonibus præcipue in medio « lobo, ulcus quoddam seu pus collectum sine ullo tuber- « culo cingenti. »

En 1810, Lemonnier avait distingué : 1° une phthisie pulmonaire syphilitique qui ne reconnaîtrait d'autre cause que la syphilis et n'exigerait d'autre traitement que celui qui conviendrait à cette dernière; 2° une phthisie qui dépendrait du traitement antivénérien; 3° une phthisie qui évolue souvent en même temps que la syphilis.

Laënnec, sans tenir compte de l'enthousiasme de ses prédécesseurs pour la phthisie « a lue venerea », porte ce ugement sévère : « A Douarnenez, il meurt par an 3 phthisiques sur 140 personnes, et pourtant il y a dans cette population de nombreux marins, attaqués déjà depuis plusieurs années de syphilis constitutionnelle palliée à plusieurs reprises par des traitements incomplets ; circonstance que tous les praticiens regardent comme propre à développer la phthisie, et quoique ce fait ne soit pas encore démontré par des expériences positives, il est au moins probable que les excès, les affections syphilitiques dégénérées, l'abus des préparations mercurielles débilitantes et surtout du sublimé, sont quelquefois la cause occasionnelle du développement des tubercules ; mais cela ne prouve pas que ces causes suffisent pour produire la phthisie chez des sujets qui n'y seraient pas prédisposés. »

Dans tous les cas auxquels nous avons fait allusion, le diagnostic ne s'appuyait ni sur un examen physique méthodique, ni sur des recherches anatomiques *post mortem*, mais seulement sur des symptômes généraux. Aussi ne devons-nous pas nous étonner si des esprits judicieux, si des hommes tels que Laënnec et Andral n'ont ajouté que peu de crédit aux observations anciennes publiées la plupart sous le titre de phthisie vénérienne. Du reste, il est juste de remarquer que dans bon nombre de cas les auteurs du siècle dernier et du commencement de celui-ci n'entendaient par phthisie « alue venerea » qu'une affection ne dépendant qu'indirectement de la syphilis. Pour eux, la phthisie vénérienne n'avait rien à proprement parler de specifique, la syphilis agissant à leurs yeux comme cause débilitante, très puissante, il est vrai, pour préparer un terrain propice à l'évolution de la phthisie.

Mais les pneumopathies syphilitiques devaient survivre, malgré le jugement de l'illustre Auteur du Traité de l'auscultation. Une ère nouvelle et vraiment scientifique allait s'ouvrir pour la syphilis pulmonaire. MM. Depaul et Ricord à la tête de l'École française la présentaient sous un jour nouveau ; par des recherches anatomiques très minutieuses ils la rendaient digne de prendre place d'une façon durable dans les cadres nosologiques.

Déjà, il est vrai, en 1844, Mac Carthy avaitdit: « ... que les tumeurs du tissu cellulaire siègent dans le poumon, comme j'en ai vu un exemple fatal le ramollissement et l'élimination du terbercule syphilitique donneront lieu aux signes stéthoscopiques de la phthisie pulmonaire et les symptômes fonctionnels seront ceux que produit la respiration insuffisante. Or, les admirables résultats thérapeutiques de l'iodure de potassium, dans le traitement des gommes du tissu cellulaire sous-cutané, portent à penser que cette forme de phthisie, s'il est permis de lui donner ce nom, serait également curable. » (Mac-Carthy, Diagnostic et enchaînement des symptômes syphilitiques, 1844.)

A la même époque, M. Ricord dans ses leçons cliniques sur les accidents tertiaires de la syphilis s'exprime en ces termes: « Un des endroits de l'économie où les gommes syphilitiques se développent plus fréquemment qu'on ne le pense, c'est le tissu pulmonaire.

« Depuis plusieurs années, dit-il encore, nous avons eu nombre d'autopsies assez considérable pour nous croire fondé à admettre qu'il y a des lésions qu'il faut de toute nécessité rattacher au tubercule syphilitique. Dans le parenchyme de cet organe, le tubercule syphilitique suit la même marche que dans toute autre partie du corps : c'est la même forme, la même évolution, la même terminaison fatale par la fonte purulente. Les malades crachent du pus comme dans la forme la plus avancée du tubercule pulmonaire; les sujets syphilitiques maigrissent, s'affaiblissent et bientôt arrive la mort. » (Gazette des hôpitaux, tome VII, page 710.)

Des recherches plus récentes aussi bien à l'étranger qu'en France ont en tout point confirmé ces paroles de Ricord. Il est à regretter que l'expression de « tubercule syphilitique » vienne jeter parfois quelque vague dans l'esprit, quelque confusion qui n'existe que dans les écrits et non dans la pensée de l'éminent syphiligraphe.

M. Cazenave, dans les Annales des maladies de la peau et de la syphilis, a rapporté en 1853 l'observation d'un malade regardé comme ayant une phthisie au premier degré, et qui guérit par un traitement ioduré.

Deux années auparavant, Lagneau fils, dans sa thèse sur les affections pulmonaires d'origine syphilitique, rapporte une observation analogue à celle de M. Cazenave; il s'agit d'un malade que MM. Lagneau, Marc et Andral soumirent avec succès à l'usage des frictions mercurielles, parce qu'il présentait en même temps des signes de syphilis invétérée. Lagneau englobait dans sa thèse sous le nom de phthisie syphilitique toute une série d'affections diverses : bronchite ulcéreuse, asthme, pneumonie chronique et tubercules syphilitiques.

La même année, M. Depaul présente à l'Académie de médecine et à la Société de biologie un mémoire : « Sur une manifestation de la syphilis congénitale, consistant dans une altération spéciale des poumons, qui n'a pas encore été signalée. » Ce travail, et le rapport de Cazeaux devant l'Académie de médecine, devinrent l'objet d'une longue et savante discussion. La lésion étudiée par M. Depaul débute par une inflammation du poumon, donnant lieu à la formation « d'une sorte de pus épanché ou bien collectionné » ; on rencontrait cette altération chez les enfants mort-nés ou morts peu de temps après la naissance, qui présentaient en même temps du pemphigus ou des abcès du thymus. En recherchant avec soin quel était dans ce cas l'état de santé antérieur des parents, M. Depaul a constaté presque constamment la présence d'antécédents syphilitiques. Enfin, nous ajoutons ici que, dans la discussion de l'Académie de médecine, il ne s'est trouvé personne pour signaler l'existence des mêmes lésions pulmonaires chez les enfants nés de parents non syphilitiques. L'opinion émise alors par M. Depaul a depuis été confirmée entièrement à l'aide de nouveaux faits présentés par un grand nombre d'auteurs, dont la compétence ne peut être mise en doute.

Vidal, de Cassis, après avoir énuméré les difficultés qui se présentent au praticien pour le diagnostic des affections syphilitiques viscérales, a rapporté, dans son Traité des maladies vénériennes (1853), une très curieuse observation. Un confrère lui avait adressé un malade que l'on considérait comme atteint de tuberculose au troisième degré. Quatre ans auparavant le malade, qui présentait une périostose de la clavicule et une cicatrice à la verge, avait eu un chancre. Le traitement spécifique amena, au bout de trois semaines, une amélioration notable, et quelques temps après la guérison fut complète et définitive.

En 1853, Gibert publia l'histoire d'un malade syphilitique, qui arriva dans son service avec tous les symptômes d'une tuberculose avancée, et qui fut radicalement guéri par des frictions mercurielles

A l'étranger, l'on ne s'était guère laisse devancer ; Hecker, Dittrich (Frager Vierteljahrchrift, 1850), Fuhrer et

Vidal (Constatt's Jahresbericht, 1855), étudiaient les pneumopathies syphilitiques particulièrement au point de vue anatomique.

Nous lisons dans Virchow (Syphilis constitutionnelle, trad. Picard, p. 156, 1860) : «... Et, de même que les ulcérations laryngées se continuent avec le tissu cellulaire du cou par des indurations étendues et calleuses, je pense que la bronchite syphilitique peut se transformer en pneumonie chronique ; voilà pourquoi il me semble que l'existence d'une pneumonie syphilitique ne doit pas soulever le moindre doute.

«... Pour le moment, il est difficile de déterminer les signes certains auxquels on peut reconnaître la nature syphilitique de semblables pneumonies ; j'hésite de même à me prononcer sur certaines modificatious cicatricielles et caséeuses, dont il est fort possible qu'une partie appartienne réellement à la syphilis. »

Le même auteur, dans son Traité des tumeurs (traduct. franç., p. 460), cite l'autopsie d'une femme syphilitique dont la plèvre et les poumons présentaient des tumeurs de volume variable, les plus grosses du volume d'un pois jusqu'à celui d'une noisette, homogènes, plus résistantes que ne le sont les nodules de tubercules ou de pneumonie caséeuse.

Le professeur Gamberini, de Bologne, a publié en 1869 l'observation d'un homme syphilitique qui, un an et demi après l'apparition des accidents secondaires, fut pris de dyspnée, et présenta des lésions pulmonaires indubitables. Un traitement ioduré suivi pendant quarante jours produisit la guérison.

Nous citerons, comme se rattachant particulièrement à l'étude du syphilome, les travaux de Wagner (Arch. der

Heilkunde, 1863), ceux de Labert, de Baumgarten, de Brodouski, de MM. Charcot et Gombault. M. Cornil, dans de savantes leçons professées à l'hôpital de Lourcine, s'appliquait à démontrer la non spécificité des éléments qui composent la néoplasie d'origine syphilitique. Dès l'année 1861, il avait présenté à la Société anatomique des poumons qui offraient à considérer deux petites tumeurs dont le centre était constitué par des nodules fibreux très denses, et la périphérie par une enveloppe de tissu pulmonaire induré. D'autres lésions syphilitiques existaient dans différents organes, M. Cornil n'hésita pas à rattacher la lésion pulmonaire à la syphilis.

M. Pidoux s'exprime ainsi au sujet du rapport de la tuberculose et de la diathèse syphilitique : « Serait-il vrai que l'abâtardissement et l'usure de la syphilis soient une cause plus ou moins éloignée de la phthisie? Ce n'est pas douteux et absolument de la même manière qu'elle est une cause de rachitisme, de scrofulisme déjà plus ou moins altéré, d'herpétisme, etc. Les autres maladies vénériennes, la blennhorragie par exemple, sont dans ce cas ; elles sont fécondes en bien des maladies chroniques intermédiaires, rhumes et dartres, qui conduisent aux maladies actives, et, en particulier, à la phthisie. Je ne parle pas en ce moment de la tuberculose syphilitique proprement dite, ni de ces tumeurs qu'on appelle des gommes, dont la structure est si analogue à celle des granulations tuberculeuses. Ces productions tuberculeuses sont proprement et spécifiquement syphilitiques ; elles font partie des symptômes tertiaires de cette maladie et ne doivent pas être confondues avec la tuberculose non spécifique commune, qui constitue la phthisie. Lorsque celle-ci se développe comme conséquence de la syphilis, c'est d'une manière si éloignée, si indiscrète, qu'elle n'a plus rien de commun avec elle. Mais ce qui est certain, c'est que la syphilis est une source incontestable de la dégénération de l'espèce, et une source non moins incontestable de phthisie. Elle est aussi une des maladies constitutionnelles qui produisent le plus d'avortements, d'adénites strumeuses, de scrofule abâtardie ; en un un mot, de ces êtres chétifs, irritables, rachitiques, qui sont pour la phthisie une proie certaine. »

Follin consacre un chapitre spécial de son Traité de pathologie externe aux lésions syphilitiques de l'appareil respiratoire ; il admet que le virus peut porter son action sur le larynx, la trachée, les bronches et le poumon. D'après lui, la syphilis en développant des gommes dans le poumon donne lieu parfois à des symptômes qui simulent la tuberculose ; mais, « rien ne démontre, ajoute-t-il, que la syphilis puisse produire la phthisie, comme le disait Portal. » (Follin. Path, ext., 1865.)

Bazin (syphilis et syphilides, 1866), rapporte l'observation d'une dame que Cruveilhier considérait comme atteinte de tuberculosee pulmonaire au troisième degré et avait perdu tout espoir de sauver. Après un examen minutieux, Bazin soupçonna une lésion d'origine syphilitique et administra le mercure avec un succès complet.

Le Traité historique et pratique de la syphilis de M. Lancereaux parut en 1866. Dans cet ouvrage, les altérations pulmonaires de la syphilis, sont décrites avec un soin minutieux.

« Aujourd'hui, dit, M. Lancereaux, on ne peut conserver le moindre doute au sujet de l'influence directe de la syphilis sur le parenchyme des poumons. » Le savant syphiligraphe décrit trois sortes de pneumopathies syphilitiques au point de vue anatomique : 1° une forme diffuse ; 2° une forme circonscrite ou gommeuse ; 3° des cicatrices. Il consacre en outre un chapitre spécial à la syphilis du poumon chez les nouveau-nés.

Depuis, M. Lancereaux a poursuivi ses infatigables recherches et enrichi la science de nouveaux faits d'une valeur incontestable.

Moxon (Guy's hospital Report, 1867) décrit chez les syphilitiques une pneumonie chronique interstitielle qui, dans certains cas, aboutit à la formation de nodosités de structure exclusivement fibreuse.

Le Traité de la phthisie de MM. Hérard et Cornil fait mention de la syphilis, parmi les causes qui pourraient donner lieu à des accidents capables d'être confondus avec ceux que détermine la tuberculose du côté du poumon. La pneumonie interstitielle spécifique est admise avec Virchow : mais la gomme serait « la lésion la plus commune ; c'est elle qui détermine la plupart des symptômes que l'on observe dans la tuberculisation avancée. Le diagnostic en pareil cas doit reposer essentiellement sur l'appréciation rigoureuse des antécédents morbides. »

Une thèse très remarquable, soutenue en 1872 par M. Landrieux, contient un excellent exposé de l'influence exercée par la syphilis sur le développement de la phthisie. Pour M. Landrieux, toutes les pneumopathies syphilitiques se résument à deux formes, l'une fibro-caséeuse, l'autre gommeuse. « C'est ici surtout, dit-il, à propos de la difficulté extrême du diagnostic, que nous devons suivre le conseil de Galien, en nous appuyant non sur un seul signe, mais sur la réunion, sur le groupement de tous les symptômes : « non ab uno signo, sed a consensu om- « nium. »

Nous ne terminerons pas cet exposé historique sans citer le nom de M. le professeur Fournier, dont les leçons et les travaux si remarquables d'érudition et de clarté ont contribué pour une très large part à remettre en honneur parmi nous l'étude des lésions viscérales de la syphilis.

Dès l'année 1875, à l'hôpital de Lourcine, il exposait avec une grande habileté et une extrême concision l'histoire anatomique et clinique de la phthisie syphilitique. Ces célèbres leçons ont été suivies d'une publication non moins remarquable (Bull. Acad. méd., 2e série, tome VII, n° 47).

M. le professeur Parrot, en 1878, dans ses leçons sur la syphilis congénitale, n'a pas négligé d'entretenir ses auditeurs des pneumopathies syphilitiques que l'on peut rencontrer chez les nouveau-nés.

Nous ne manquerons pas dans notre travail de mettre à profit les recherches de ce maître, quand nous devrons exposer l'état de la science relativement aux altérations pulmonaires, dues à la syphilis héréditaire.

Parmi ceux qui pendant ces dix dernières années ont aussi contribué à l'étude de la syphilis du poumon, nous citerons: Gubler, MM. Maunoir, Maunoury, Gouguenheim, Cornil, etc..., en France; M. Thiry, en Belgique; MM. Robinson, Thompson, Goodhart et Mac-Swiney, en Angleterre; Colomiatti, Gamberini et Cantarano, en Italie; Jacobi et Tiffany, en Amérique; enfin, dans les autres contrées et particulièrement en Allemagne, MM. Rollett, Sacharjin, Ramdohr, Auton Vierling, Hénop, Pavlinoff, Schmitger, Em. Schùtz, Franck et Cube.

Dans un ouvrage très volumineux (295 p. in-8°) récemment publié à Berlin (Ueber Lungen-Syphilis, 1881), le Dr F. W.-T. Pancritius, a consacré de nombreuses pages à la syphilis pulmonaire. Cet ouvrage se divise en deux parties; la première comprend : 1° l'historique ; 2° la définition ; 3° l'étiologie et la pathogénie ; 4° la nature de la pneumonie syphilitique ; 5° l'anatomie pathologique ; 6° la symptomatologie et le diagnostic ; 7° le pronostic et le traitement. Parmi les observations inédites et personnelles pour la plupart, que le Dr Pancritius rapporte dans la seconde partie de son livre, beaucoup sont fort peu concluantes. Leur nombre seul indique déjà quelle doit être leur valeur ; nous comptons, en effet, 76 cas de lésions « spécifiques » du poumon droit, 18 du poumon gauche ; et 11 fois les deux poumons étaient affectés simultanément !

Après des publications aussi nombreuses, après les immenses progrès réalisés par la technique microscopique, les désidérata qui existaient aussi bien au point de vue clinique qu'au point de vue anatomopathologique dans nos connaissances sur les affections pulmonaires d'origine syphilitique, semblent persister. En présence de l'impuissance actuelle du microscope et de l'insuffisance de nos moyens habituels d'investigation, certains esprits restent sceptiques, et pour eux l'histoire de la syphilis du poumon est encore à faire et son existence peut être à démontrer.

Quoi qu'il en soit, aujourd'hui, en France comme à l'étranger, des lésions importantes trop longtemps méconnues excitent fortement l'attention des savants ; la syphilis pulmonaire est pour ainsi dire une question d'actualité et, comme les autres manifestations de la syphilis viscérale, elle est l'objet des études d'un grand nombre de médecins.

CHAPITRE II.

ANATOMIE PATHOLOGIQUE.

Lorsque nous étudions, au point de vue anatomique, les faits les plus probants de syphilis du poumon, nous sommes naturellement conduits à les classer en deux groupes. Ne considérant que l'aspect extérieur, que l'étendue des lésions, nous admettons, avec M. Lancereaux, avec M. Schnitzer, une forme circonscrite et une forme diffuse. Si, d'autre part, nous avons égard, ce qui est peut-être préférable, à la nature même du processus morbide, si nous considérons la structure des néoformations, et si enfin nous comparons les altérations du poumon à celles du foie dans la syphilis, nous adoptons la division établie par M. Alf. Fournier ; pour cet éminent professeur, la syphilis, dans le poumon, comme dans le foie, le testicule et le cerveau, détermine des lésions constituées par une hyperplasie simple pouvant aboutir à la sclérose et des lésions gommeuses. Toutefois, il est reconnu que, s'il s'agit de syphilis congénitale, les poumons présentent des altérations parfois spéciales ; aussi devons-nous consacrer quelques pages à l'étude si intéressante des pneumopathies, résultant d'une infection syphilitique héréditaire. Celles-ci sont, quoi qu'on en ait dit, assez bien connues ; aussi ne ferons-nous qu'indiquer très rapidement les particularités qu'elles présentent.

§ I. — *Lésions hyperplasiques ou scléreuses.*

Cette forme de pneumopathies syphilitiques est celle, dit M. Lancereaux, dont l'existence est, d'une manière évidente, établie par des faits jusqu'ici peu nombreux. La similitude à peu près parfaite de la pneumonie syphilitique avec la pneumonie chronique commune en rend souvent la distinction à peu près impossible.

A une première période, assez rarement observée, le processus morbide consiste en une simple prolifération cellulaire, qui envahit le tissu conjonctif des cloisons interlobulaires. Par suite de cette hyperplasie, les alvéoles sont pressés les uns contre les autres, et on y voit très distinctement une desquamation épithéliale plus ou moins complète. Les cloisons interalvéolaires sont épaissies et la pullulation cellulaire a pour point de départ les couches celluleuses périvasculaires et péribronchiques. Existe-t-il une altération des vaisseaux lymphatiques? Personne ne l'a démontré jusqu'à présent. (Schnitzer.)

Dans bien des cas, dans les deux que nous allons rapporter, outre la prolifération conjonctive autour des bronches et des vaisseaux, on remarque des altérations des parois bronchiques et des parois vasculaires elles-mêmes (obs. I et II). L'observation suivante est malheureusement incomplète ; l'histoire du malade manque.

Observation I.

(H. Ramdohr. Arch. der Heilkunde, 1878, p. 410).

B..., 60 ans.

Autopsie, 28 juillet 1873.

Plusieurs cicatrices spécifiques du crâne ; cicatrices de la base de la langue ; ulcération de la corde vocale gauche ; cicatrices et tumeurs gommeuses du foie ; rate lardacée ; cicatrices des reins, et quelques-unes superficielles au sommet du lobe supérieur du poumon droit.

Poumon gauche : lobe supérieur un peu adhérent, plus petit qu'à l'état normal, bien perméable à l'air, traversé par de petits tractus pigmentés, indurés et présentant des petits nodules blanchâtres. Le lobe inférieur est aussi perméable à l'air ; masses solides, irrégulières, d'un blanc grisâtre, assez rapprochées les unes des autres, et qui se distinguent des tubercules par leur forme, leur aspect et leur distribution. Le parenchyme entre ces masses est comme œdématié, infiltré.

Epanchement pleural des deux côtés.

Examen microscopique. — A côté de bronches dont la paroi est infiltrée de petites cellules et privée d'épithélium, on trouve quelques bronchectasies énormes, avec un contenu caséeux. La paroi bronchique, épaissie, présente une infiltration cellulaire ; ses couches internes sont atteintes de dégénérescence graisseuse, sa couche moyenne est constituée par du tissu fibreux, ses couches externes contiennent de petites cellules infiltrées. L'infiltration est moins souvent diffuse que disposée sous forme de petites nodosités irrégulières.

Des infiltrations petites, et les plus petites de toutes, ont leur siège autour des vaisseaux, autour des artères, plus rarement autour des veines. Parfois la lumière des vaisseaux est rétrécie, oblitérée même par compression. La plupart du temps, les parois ont subi une altération qui les rend méconnaissables. Les artères, d'un plus gros calibre, sont atteintes en partie d'une sclérose à peu près complète, et leur lumière n'a conservé qu'un petit diamètre.

La partie centrale des nodosités est une cellule géante (Riesenzelle); autour de celle-ci, couche d'éléments granuleux, puis zone fibreuse, enfin une autre zone infiltrée d'éléments fins.

Observation II.

(Wagner).

(Cette observation est publiée par H. Rumdhor. — Arch. d. Heilkunde, 1878).

R..., 28 ans, chancre en 1871 ; rupia syphilitique ; ostéite crânienne ; affection pulmonaire datant de plusieurs mois ; accidents laryngés.

Mort, juin 1875.

Cicatrices cutanées, cicatrices crâniennes, lésions spécifiques du voile du palais, des amygdales, du larynx, de la trachée, des bronches.

Poumon gauche légèrement adhérent à la paroi thoracique ; plèvre normale ; à travers elle nodules grisâtres; tissu pulmonaire plus lourd qu'à l'état normal; sur une coupe, on trouve des nodules circonscrits, miliaires ; masses gommeuses en plusieurs endroits ; muqueuse bronchique injectée. Les bronches, en quelques points, sont dilatées et entourées d'un tissu gris, induré, surtout au niveau du lobe inférieur, à sa partie supérieure.

Poumon droit : au sommet, cavité ; son lobe inférieur présente les mêmes altérations que celles du lobe inférieur du poumon gauche.

Examen microscopique. — Dans les bronches, on remarque les altérations suivantes : ou la paroi tout entière de la bronche est infiltrée de petites cellules, ou bien, ce qui est plus rare, la paroi consiste en petits nodules miliaires avec des Riesenzellen (cellules géantes). Un tableau caractéristique est fourni par un bon nombre de petites bronches, dont la lumière est encore libre et l'épithélium conservé. Il s'agit d'une infiltration de leur paroi en certains endroits par de petites cellules; une semblable infiltration a pour résultat de rétrécir, aux points correspondants, l'ouverture des canaux bronchiques, de telle sorte que, sur une coupe bien réussie, on voit des rétrécissements alterner avec des dilatations.

On aperçoit les petites bronches comprimées par les produits d'infiltration ; et leur lumière, au milieu du tissu interstitiel, est représentée par une fente. Il y a aussi une prolifération abondante de l'épithélium bronchique, d'où résultent des amas de cellules épithéliales ou des cavités complètement entourées de ces mêmes cellules. Ces altérations sont plus apparentes au voisinage d'un vaisseau veineux, dont la paroi s'est épaissie. Immédiatement en dehors de sa tunique adventice hypertrophiée, on trouve des cavités étoilées communiquant les unes avec les autres, tapissées d'une couche de cellules épithéliales plus hautes que larges. Celles-ci se continuent sous forme de traînées ou d'amas dans le tissu, composées de cellules fusiformes, qui séparent les cavités dont il vient d'être question. On trouve aussi çà et là, au voisinage des amas cellulaires épithéliaux, des agglomérations considérables et nettement circonscrites de cellules arrondies. Quelques-unes des cavités ne contiennent que des cellules épithéliales atteintes de dégénérescence graisseuse et un petit nombre de concrétions assez volumineuses rondes et homogènes.

Parmi les vaisseaux, les petites artères seules sont altérées ; leur lumière est plus ou moins régulièrement rétrécie par des productions nouvelles; toute leur paroi est épaissie et indurée.

Dans les veines, la tunique adventice seule a augmenté d'épaisseur.

Le tissu interstitiel est infiltré d'une façon très régulière par de petites cellules, ou bien, ce qui est le cas le plus fréquent, il est très épaissi, l'infiltration ne siège qu'aux bords du poumon d'où elle se prolonge dans le tissu interalvéolaire. C'est principalement de la tunique adventice des vaisseaux que naissent les proliférations conjonctives, pour pénétrer dans les tissus voisins.

C'est donc des bronches, des vaisseaux, mais aussi de points isolés du tissu interlobulaire que part l'inflammation des petites cellules, qui ont fatalement une tendance à se transformer en tissu conjonctif.

Le premier degré du processus hyperplasique, c'est-à-dire la prolifération conjonctive, aboutit à la sclérose proprement dite, à la cirrhose du poumon. Le tissu embryonnaire résultant de la multiplication des éléments conjonctifs s'organise bientôt en masses plus résistantes, fibroïdes ou même complètement fibreuses, ainsi qu'on l'observe dans l'observation III.

Observation III

Pneumonie syphilitique du côté droit. — Hépatite. — Atrophie des reins hydropisie ; albuminurie. — Ulcères de la langue. — Exostoses du front — Mort. — Autopsie.

(F.-W.-T. Pancritius. Ueber Lungen-Syphilis, p. 118 et suivantes. Berlin, 1881).

Femme N... N..., 36 ans. Jeunesse non troublée par les maladies. Affection utérine en 1860, flueurs blanches, menstruation douloureuse ; en 1863, affection hépatique traitée sans succès ; incommodités et toux asthmatique depuis. Tout antécédent syphilitique est nié.

1er décembre 1868. *Etat actuel.*— Bonne conformation, excellente constitution; bon appétit, pouls petit, régulier, respiration courte, toux qui surviendrait surtout le soir avec des accès d'oppression, accompagnée de rares crachements de sang. Œdème. La moitié droite de la poitrine se soulève absolument comme la gauche, pendant l'inspiration.

Dans le second espace intercostal, à la partie antérieure et droite du thorax, souffle avec respiration affaiblie ; dans la région interscapulaire droite, souffle intense, avec inspiration faible et absence d'expiration. Plus bas et plus en dehors, respiration faible. Le foie, particulièrement dans sa partie gauche, est hypertrophié. Tuméfaction de la rate.

5 mai. Mort.

Le 7. *Autopsie.* — Les poumons remplissent la cage thoracique. Le poumon gauche, d'une consistance ferme, est hyperhémié ; le poumon droit est induré d'une façon très notable, surtout au niveau du lobe moyen, où il est de structure absolument fibreuse. Le sommet et la base de ce poumon sont hyperhémiés; en arrière, adhérences de date récente. Cœur mou, ventricule droit dilaté. Hypertrophie du foie, surtout du lobe droit ; aspect compact, lardacé ; surface brune, parsemée d'étoiles blanchâtres. Quatre cicatrices déprimées : l'une, la plus petite, à la partie moyenne, les deux plus grandes sur le lobe gauche, formées de tissu très dense pénétrant dans le foie. Le lobe gauche, vers son bord supérieur, est atrophié ; il présente des franges élégantes et un riche pointillé jaune. Rate très hypertrophiée, d'une coloration brun foncé ; coupe lardacée. Cicatrice à la partie moyenne de sa face convexe. Cette cicatrice est arrondie, déprimée, blanchâtre ; le tissu qui la constitue pénètre dans le parenchyme. Les deux reins sont atrophiés.

Les parties atteintes de sclérose se présentent dans certains cas d'une manière circonscrite, sous forme de noyaux, de nodosités calleuses (Fournier). Le plus souvent, la sclérose est plus diffuse ; elle peut envahir simultanément les deux poumons, soit en totalité, ce qui est exceptionnel, soit en partie. Acune prédilection ne semble exister, soit pour la base, soit pour le sommet, soit pour le tiers moyen. Toutefois, Tiffany pense que les lésions siègent plus fréquemment à la partie moyenne qu'à la base ou au sommet.

Jeunes, les parties sclérosées font parfois une légère saillie à la surface du poumon (Lancereaux, Fournier) vieilles, elles s'accusent, au contraire, par des dépressions plus ou moins irrégulières, souvent étoilées, telles qu'on en rencontre si fréquemment sur un foie syphilitique. Ces dernières contribuaient à former le 3e groupe des pneumonies spécifiques décrit par M. Lancereaux, sous le nom de cicatrices.

Le poumon frappé de sclérose présente une coloration particulière, signalée par tous les auteurs, coloration grise, gris bleuâtre ardoisée, qui rappelle cette forme de pneumonie désignée sous le nom d'induration grise. La surface pulmonaire est ordinairement assez lisse ; la consistance du parenchyme est dure ; il possède une très grande élasticité, ne crépite plus et n'est plus perméable à l'air. Densité supérieure à celle de l'eau.

Les cinq observations publiées en 1877, dans *The american med. journal*, par le Dr Mac-Lane Tiffany, sous le titre de « phthisis syphilitic », nous semblent reproduire exactement les altérations que nous venons de décrire. Mais elles ne nous paraissent pas assez détaillées, pour nous autoriser à affirmer la nature syphilitique des lésions ; aussi nous dispenserons-nous de les rapporter ici.

L'observation IV offre un bel exemple de l'aspect le plus fréquent d'une surface de section pratiquée au niveau d'une portion de parenchyme pulmonaire indurée.

Observation IV

Syphilis de la capsule surrénale, du pancréas, du foie et des poumons.

(Fr. Chrosteck. Wien. med. Wochensch., 1877, n° 33.)

J... G..., 46 ans ; bonne santé antérieurement. En 1854, chancre induré suivi, au bout de six à huit semaines, d'une éruption généralisée. En 1864, à la région frontale, tumeur qui guérit sans s'être préalablement ulcérée; en même temps tuméfaction, puis ulcération au niveau du sternum. En 1870, éruption ; en 1875, ulcérations au niveau de l'articulation métacarpo-phalangienne. Œdème des extrémités inférieures alopécie.

Actuellement : cicatrices nombreuses à la surface du corps. Pâleur.

Extrémités œdématisées. Estomac dilaté. Diarrhée. Toux. Crachats pas trop abondants, mais purulents.

Poumons. Au sommet, en arrière, un peu de matité, respiration indéterminée, nombreux râles sous-crépitants; en avant, submatité, respiration faible, râles humides en grand nombre. Le reste du poumon paraît normal.

Foie atrophié.

Mort, 10 septembre 1875.

Autopsie (Dr Weichselbaum).

Le poumon gauche est adhérent à son sommet par l'intermédiaire d'un tissu conjonctif très résistant et, dans le reste de son étendue, par un tissu à filaments courts et faciles à déchirer.

Les parties supérieures du lobe supérieur gauche présentent sur une coupe un tissu fibreux, épais, rayonnant, en partie blanchâtre, en partie gris rougeâtre, qui se continue avec le tissu conjonctif induré, qui recouvre la surface pulmonaire. Dans cette portion du poumon, transformée ainsi en tissu fibreux, se trouve une cavité, dont les dimensions sont celles d'une noix. Cette cavité à parois épaisses est remplie d'un liquide jaunâtre, caséeux, et communique avec deux bronches. Quelques-unes des bronches sont dilatées.

Dans la partie supérieure du lobe inférieur gauche, le parenchyme est recouvert de cicatrices isolées, rayonnantes et présente en outre de petites nodosités isolées et dures. Le reste du poumon est gris rouge, congestionné.

Le lobe supérieur du poumon droit est subdivisé en plusieurs petits lobes par de nombreux sillons irréguliers. Le parenchyme est épaissi, peu aéré, riche en tractus conjonctifs, épais, blanchâtres, dans lesquels on trouve çà et là de petites nodosités. Le reste de ce poumon est normal.

Foie petit, lobulé et induré.

Altération particulière du pancréas de la capsule surrénale droite et des reins.

Nous voyons, d'après les observations déjà citées, que les lésions de la plèvre sont assez fréquentes. Il s'agit parfois d'épanchement ou d'adhérences, mais le plus souvent d'un épaississement du feuillet viscéral.

Nous voyons également signalées des altérations bronchiques. En effet, les bronches, aboutissant aux foyers scléreux, peuvent non seulement présenter de l'hyperhémie, un épaississement de leurs parois avec une coloration jaunâtre, mais aussi être aplaties, oblitérées et terminées en ampoule. Mais il est une autre modification qui, loin d'être rare, serait plutôt la règle (Lancereaux) : c'est la dilatation. Dernièrement, il nous a été donné d'observer un cas de ce genre, grâce à l'extrême obligeance de M. Lancereaux, qui a bien voulu nous permettre d'examiner, pièces en main, les poumons d'un homme de 41 ans, syphilitique, mort à l'hôpital de la Pitié, à la fin de novembre dernier.

Voici l'observation de ce malade :

Observation V.

Cirrhose du foie syphilitique. — Syphilis viscérale généralisée.

(Lancereaux. Gaz. des hôp., 10 déc. 1881).

G..., âgé de 41 ans, grand, robuste, né de parents bien portants, avait eu toujours lui-même une bonne santé, lorsque, en 1866, il a contracté un chancre suivi d'une éruption généralisée. Il fut traité pour cette affection à l'hôpital du Midi, où il fit un séjour de deux ou trois mois. Il s'était bien porté depuis, jusqu'au mois de mars dernier, époque où il était presque aphone ; la voix était alors suivie d'une expectoration abondante, teintée de sang mélangé au muco-pus. En même temps, il s'est mis à maigrir progressivement et à perdre ses forces.

Le 20 juillet, il entre à l'hôpital de la Pitié. Voici ce que montre l'examen : maigreur, atrophie des muscles, sécheresse de la peau. On constate l'existence d'une légère saillie osseuse au niveau de l'extrémité externe du sourcil droit. Le malade est aphone, il a de la dyspnée ; la respiration est gênée, bruyante. Le bruit laryngé de la respiration empêche d'apprécier à l'auscultation les modifications qu'a pu subir le bruit respiratoire. L'abdomen est légèrement météorisé, les veines abdominales sont un peu dilatées, il n'y a point d'ascite. Le malade est d'une très grande faiblesse générale, il a peu de sommeil.

Les jours suivants, la dilatation des veines sus-ombilicales s'accentue davantage, ainsi que le météorisme ; on constate un très léger épanbement ascitique ; la palpation du foie fait reconnaître que son bord inférieur déborde les fausses côtes de deux à trois travers de doigts environ, tandis que sa limite supérieure s'élève à deux travers de doig au-dessous du mamelon.

Le 4 août, il survint des épistaxis ; le météorisme augmente. La tumeur de la région externe de l'orbite, que l'on avait constatée le premier jour, a augmenté de volume et s'est ramollie à son centre. Cette tumeur est évidemment une exostose syphilitique, et, aux signes énumérés ci-dessus, il devient de plus en plus évident que l'on avait affaire à une cirrhose hépatique également d'origine syphilitique.

Iodure de potassium, 1 gr. 50, 3 gr., et frictions mercurielles plus tard.

14 septembre. Expectoration moins abondante que dans les premiers temps. Toujours peu de signes physiques à l'auscultation. La sonorité à la percussion est presque normale.

Du 27 au 30 septembre, sous l'influence probable de la médication, l'exostose, dont la partie ramollie a été résorbée, est considérablement diminuée de volume, le météorisme du ventre est moins marqué, ainsi que la dilatation des veines abdominales et l'œdème des jambes et des bourses. Il survint également une amélioration dans l'état de la trachée ; la voix est revenue presque normale ; la toux est rare.

Du 12 au 26 octobre, nouvelles hémoptysies.

Du 16 au 26 novembre, délire tranquille, puis abattement, somnolence et mort dans le coma.

A l'autopsie, l'examen de l'habitus extérieur du cadavre fait découvrir sur le trajet du tibia gauche, une légère saillie osseuse, une exostose syphilitique avec épaississement du périoste. La peau à ce niveau présente plusieurs petites cicatrices. Rien de spécial dans le tissu cellulaire et les muscles.

La voûte crânienne est épaissie aux dépens de la table externe ; cet épaississement est un peu prononcé au niveau de l'exostose frontale constatée pendant la vie. La dure mère, à peu près normale, se détache facilement du crâne, excepté au niveau de l'extrémité antérieure des deux lobes frontaux, où elle est adhérente et présente des nodosités saillantes, jaunâtres, déposées symétriquement. En détachant cette portion altérée de la dure-mère, on trouve au-dessous une altération de la substance cérébrale des lobes frontaux, qui présente de petites nodosités symétriques, du volume d'un petit pois, d'une coloration jaunâtre. Dans le reste du cerveau, la substance nerveuse est partout un peu ramollie. Les vaisseaux cérébraux paraissent normaux. Le cervelet, la protubérance et le bulbe sont sains.

La bouche et le pharynx ne présentent rien de particulier. Le larynx est sain également dans sa partie supérieure ; mais dans sa partie inférieure il est le siège d'un rétrécissement notable constitué par l'épaississement de la muqueuse et du tissu cellulo-fibreux sous-jacent.

La trachée présente quelques érosions de la muqueuse.

Les bronches offrent une altération douloureuse ; elles sont dilatées, indurées par places ; cependant on n'y constate rien de leur caractéristique. Il n'y a pas de tubercules dans les poumons, mais on y trouve çà et là quelques petites lésions disséminées, entre autres une induration au sommet droit, produite par la sclérose pulmonaire, au milieu de laquelle les bronches paraissent dilatées et obstruées par un mucus sanguinolent.

Je passe sur les altérations peu caractéristiques des ganglions bronchiques, du cœur, des intestins, de l'estomac, des reins, de la rate et des testicules.

Le foie, du poids de 1 k. 950, est adhérent au diaphragme par des brides fibreuses, multiples, parfaitement organisées. Son volume est légèrement augmenté. Sa surface, inégale, lobulée, représente des bosselures de divers volumes, comme autant d'îlots séparés les uns des autres par des parties déprimées en forme de sillons ou de gouttières, qui lui donent l'aspect que présente le rein chez les jeunes veaux.

Des sections pratiquées au niveau de ces dépressions font voir des bandes fibreuses et de petits nodules jaunâtres, traces de gommes qui ont été résorbées et de nombreuses cicatrices étoilées. Ce foie est tout semblable par l'irrégularité de sa forme comme par sa couleur et son aspect général, au foie syphilitique figuré dans la planche I du Traité historique et pratique de la syphilis, de M. Lancereaux.

La dilatation bronchique si nette dans le cas qui vient d'être rapporté avait déjà été signalée en 1864, par M. Lancereaux. (Voir Gaz. Heb., 1864, Observation) ; elle est également indiquée dans nos observations I et II.

L'étude histologique des lésions à une période avancée de la sclérose montre la diminution énorme du volume et du nombre des cavités alvéolaires. Celles-ci sont à peu près remplies de cellules épithéliales, atteintes de dégénérescence granulo-graisseuse, et elles sont envahies par le tissu interstitiel.

Je ne reviendrai pas sur les altérations des bronches

dont les parois épaissies sont, dans certains cas, manifestement dilatées.

A cette période, les vaisseaux ont subi des modifications qui les rendent souvent presque méconnaissables. Si les lésions scléreuses du poumon dans la syphilis sont comparables à celles du testicule, la perméabilité des vaisseaux serait, d'après M. Brissaud, très longtemps conservée et leurs parois dans l'immense majorité des cas serait exclusivement fibreuse.

D'après les faits observés par Ramdohr (obs. I), par Wagner (obs. II), par A. Vierling (obs. VI), par Pavlinoff (obs. X), la prolifération conjonctive, au moins à la période tout à fait initiale, aurait pour point de départ la tunique adventice des vaisseaux. Les recherches anatomathologiques de M. le Dr Brissaud, sur deux cas d'orchite scléro-gommeuse (Progrès médical, 1881), indiquent qu'« en somme, c'est aux dépens des éléments adventices des vaisseaux que s'accomplit le processus de sclérose. On peut taxer de *périvascularité capillaire* le phénomène morbide initial qui donne lieu à cette sclérose. »

Toutefois de nouvelles études seraient nécessaires, à notre avis, pour affirmer que la prolifération conjonctive a toujours pour point de départ la tunique externe des vaisseaux. Dans quelques observations, en effet, les couches celluleuses péribronchiques sont envahies aussi bien que les petites artères, et il serait difficile de dire si leur altération est la primitive ou consécutive.

Quant au diagnostic anatomique de la syphilis pulmonaire à forme scléreuse avec l'induration grise du poumon, il devra s'appuyer, non seulement sur les antécédents et sur les phénomènes concomitants, mais aussi quelques autres considérations.

En effet, la pneumonie chronique, non spécifique, qu'il s'agisse d'induration rouge ou d'induration grise, ne s'observe généralement qu'à un âge avancé et principalement chez les personnes affaiblies.

Elle reconnaît parmi ses causes les plus communes l'intoxication palustre, l'albuminurie et surtout l'alcoolisme (Balzer).

De plus, l'absence de dilatation bronchique dans l'induration grise aussi bien que dans l'induration rouge, est constante (Charcot).

Enfin, le plus souvent, le processus se montre ici plus généralisé que dans la pneumonie syphilitique.

Il existe d'autres formes de processus chronique, qui peuvent causer plus d'embarras encore ; ce sont les formes lentes de brocho-pneumonie (broncho-pneumonie subaiguë et chronique) dont le principal caractère est la dilatation des bronches. Signalées chez les enfants, ces broncho-pneumonies existeraient également chez l'adulte.

Syphilis héréditaire. — A une certaine période, plus ou moins éloignée de l'apparition du chancre induré, les lésions pulmonaires qui viennent d'être étudiées peuvent se manifester. Mais la syphilis héréditaire a aussi ses manifestations pulmonaires. Les unes sont analogues aux lésions gommeuses de la syphilis acquise, les autres nous paraissent devoir être rapprochées des lésions hyperplasiques.

Ces dernières entrevues par Devergie (voir : Annales d'hyg. et de méd. lég., 1831) ont été bien étudiées par Virchow, sous le nom d'hépatisation blanche, par Lorain et

Robin sous celui d'épithélioma du poumon, par Wagner, Hecker, Hovitz etc Ranvier (Gaz. méd. de Paris, 1864).

On les observe, suivant M. Parrot (Progrès méd., 24 août 1878), avec un aspect différent, chez les mort-nés et chez les sujets qui ont vécu quelques mois.

Dans le premier cas, les poumons sont plus denses que l'eau ; leur tissu est plus lourd que celui d'un poumon normal qui n'a pas respiré. Leur induration est générale. Leur coloration extérieure grise ou rosée est marbrée. L'insufflation est impossible. Les ganglions du hile paraissent intacts (Parrot). Dans le poumon ainsi altéré, il n'y a pas trace de pus et le tissu est résistant. A la coupe, les cloisons interalvéolaires présentent un certain épaississement et une apparence fibreuse ; les parois des alvéoles infiltrées par de petites cellules arrondies sont épaissies, et les cavités alvéolaires remplies de cellules épithéliales excessivement abondantes semblent, d'après M. Robin, former des corps solides, des espèces de cylindres.

Chez les sujets, qui ont vécu pendant quelque temps, les lesions sont plus localisées, elles affectent une apparence lobulaire. Sous cette forme, les manifestations syphilitiques du poumon sont difficiles à distinguer de la broncho-pneumonie commune ; toutefois, comme cette forme est générale et la première existant simultanément, le diagnostic est souvent rendu ainsi plus facile. La broncho-pneumonie syphilitique « est presque toujours superficielle ; et ce n'est que par exception que, dépassant la surface du viscère, elle pénètre dans sa profondeur. En outre, elle a pour siège de prédilection les parties déclives du lobe supérieur et du lobe inférieur ; elle n'y occupe qu'une surface peu large et très peu profonde et elle y figure une bande verticale de 1 à 2 centimètres de large, épaisse habituellement de 3 à 4 millimètres, n'atteignant presque jamais 1 centimètre. A son niveau, les lobules pulmonaires font une saillie très manifeste sur la coupe, sont très nettement séparés les uns des autres et ont une fermeté, une densité supérieure à celles de la pneumonie inflammatoire. Contrairement à ce que l'on observe dans cette dernière, la teinte n'est pas violacée, mais d'un rose saumon et parfois d'un gris presque blanc. Même après une insufflation énergique, les fragments détachés tombent au fond du vase. A l'inverse de ce qui a lieu dans les autres affections pulmonaires, les ganglions bronchiques sont peu modifiés, ils ne présenent pas cette tuméfaction œdémateuse, cette friabilité qui marquent toujours leur participation au processus de la pneumonie lobulaire. » (Parrot.)

L'âge peut-il être considéré dans le cas actuel comme un élément de diagnostic? Nous ne le croyons pas. La broncho-pneumonie spécifique n'est pas spéciale à l'enfant nouveau-né ; M. Parrot l'a rencontrée chez des sujets qui avaient plusieurs mois et il lui « est impossible actuellement de fixer une limite, au delà de laquelle on ne l'observe pas. » Un auteur allemand, M. A. Wierling, croit même en avoir observé un cas chez un adulte.

Observation VI.

Broncho-pneumonie syphilitique chez l'adulte.

(Auton Vierlung).

Joseph Haller, 44, ans, cafetier, est admis le 28 février 1877 à la division médicale de l'hôpital de München, avec des phénomènes indubitable de rétrécissement de la trachée.

Fièvre. Respiration pénible ; tirage. Le type respiratoire est costo-abdominal. Toux fréquente, expectoration abondante et purulente.

Rien d'anormal à la percussion de la poitrine. A l'auscultation, on n'entend que quelques râles crépitants, le bruit trachéal couvre le murmure vésiculaire. Au loin dans la trachée, l'examen laryngoscopique montre une saillie qui ne peut être définie.

Le malade est syphilitique. Chancre, il y a 12 ans. Gonflement ganglionnaire. Cicatrices nombreuses. Déformation du nez.

1er mars. Trachéotomie pratiquée par le professeur Nusbaum.

Le 4. Faiblesse extrême. Matité au niveau du lobe inférieur droit. Hémorrhagie par la plaie de la trachée. Mort.

Autopsie le 5 mars, par le professeur Kuhl.

Ulcération du larynx, de la trachée et des bronches; les unes sont anciennes les autres récentes; brides cicatricielles qui produisent un étrécissement très marqué au niveau de la bifurcation des bronches.

Poumons. — La partie inférieure du lobe inférieur gauche, ainsi que es lobes moyen et inférieur du côté droit, est pesante, compacte; sur une coupe le parenchyme est privé d'air, il présente une infiltration blanche affectant peu la forme lobulaire. Le reste du poumon est aéré, très œdémateux.

Rate hypertrophiée. Foie petit, dur à la coupe, brillant; sa surface est bosselé. Reins volumineux. Paroi du crâne adhérente à la dure-mère; l'arachnoïde est trouble. Cerveau congestionné.

Examen microscopique.

Poumons. — Dans les points absolument privés d'air, les alvéoles ont les uns une capacité normale, les autres sont un peu agrandis, de forme irrégulière ou arrondie. Ils sont remplis de grandes cellules épithéliales, beaucoup moins granuleuses que celles du tissu interlobulaire. Ces cellules possèdent un grand nombre de petites cellules analogues à celles dont est infiltrée la muqueuse de la trachée.

L'infiltration cellulaire est en masse compacte surtout au niveau des vaisseaux, de sorte que ceux-ci sur une coupe sont remplacés par des cellules et des noyaux; leur diamètre est plus petit que normalement.

L'auteur de cette observation la fait suivre de quelques réflexions :

« La matité, les râles crépitants observés pendant les deux derniers jours, pouvaient faire croire à une pneumonie. L'examen cadavérique a montré qu'il n'en était rien. Nous nous trouvons en présence d'une hypertrophie de cellules épithéliales des alvéoles. Ceux-ci, en effet, sont remplis de grandes cellules endothéliales devenues granuleuses, tandis que, dans le tissu interalvéolaire, existe une infiltration de petites cellules groupées autour des vaisseaux. Nous avons ainsi affaire à une variété de pneunomie desquamative, qui se distingue essentiellement de la pneumonie desquamative ordinaire. Les endroits affectés du poumon présentent en outre un aspect blanchâtre tellement particulier, qu'une ressemblance avec la pneumonie blanche des nouveau-nés syphilitiques ne peut être méconnue, surtout si l'on considère en outre que le parenchyme pulmonaire est compacte et non aéré.

Weber, Wagner et Howitz représentent ainsi les poumons des nouveau-nés atteints de syphilis. Ils notent surtout le poids considérable, l'absence d'air, la couleur blanc jaunâtre et la sécheresse du tissu.

Le microscope indique la même ressemblance de nos poumons avec ceux que présentent les nouveau-nés syphilitiques. Partout, accroissement énorme du tissu interstitiel, son infiltration par de petites cellules et l'hypertrophie des cellules épithéliales, dont le noyau est volumineux. Peut-être convient-il d'expliquer la coloration blanchâtre par une anémie résultant de la compression des vaisseaux. L'infiltration cellulaire, nous le savons, affecte surtout une disposition périvasculaire.

Par suite de la ressemblance extrême offerte par nos préparations avec celles de poumons de nouveau-nés infectés de syphilis, on peut croire qu'il s'agit là du même processus. Mais une affection syphilitique s'étendant sur un grand nombre de lobules chez l'adulte est extrêmement rare. Hirsch, Hirchsfeld (An. path., p. 755) ne mentionnent la forme diffuse de l'affection pulmonaire, dans la syphilis, que chez des nouveau-nés. Déjà à cause de cela

§ 1er. — *Lésions gommeuses.*

Les lésions gommeuses sont caractérisées par la présence, dans le parenchyme pulmonaire, de néoformations, qui se présentent sous la forme de plaques ou de noyaux et dont les caractères ont été étudiés depuis longtemps. Ces productions ou gommes sont caractéristiques de la syphilis, mais elles n'existent pas que dans les poumons, chez les syphilitiques. On les a rencontrées bien plus souvent dans le tissu cellulaire sous-cutané, dans les muscles, dans le foie, les reins, le cerveau, etc.

Les gommes pulmonaires n'offrent pas de caractères différents de celles qui ont été rencontrées ailleurs (Fournier). Ce sont des masses plus ou moins arrondies ou rarement à contour irrégulier. Leur évolution présente plusieurs phases successives : à l'état de crudité, elles sont représentées par des masses consistantes homogènes compactes, grisâtres, peu humides ou sèches, peu ou pas vasculaires ; leur volume varie de celui d'une tête d'épingle, d'une lentille ou d'un pois à celui d'une noisette ou d'un œuf de pigeon ou de poule, comme on l'observe dans le cas rapporté par Hénop.

Observation VII.

Un cas d'affection syphilitique du poumon.

(Hénop. Deusch. Arch. klin. méd., 1879, p. 260).

Le marinier Théodore Gübeln, 18 ans, d'Altona, a été admis à la division médicale de l'hôpital, le 8 février 1878.

Il se plaignait de douleurs thoraciques et d'oppession. Fièvre ; sous la clavicule droite, signes de catarrhe pulmonaire.

Psoriasis. Ulcérations. Plaques muqueuses. Cet homme avait eu un chancre au prépuce deux ans auparavant.

Iodure de potassium. Les manifestations syphilitiques s'améliorent, mais les phénomènes pulmonaires persistent, on entend des râles sous-crépitants surtout à gauche. Les sommets sont normaux. Pas d'hémoptysies. Fièvre intense. Nausées, vertiges. Diarrhée. Ulcérations aux gencives.

29 octobre. Mort.

Autopsie. — Dans la cavité pleurale, à gauche, 500 grammes d'un liquide jaune clair; le feuillet viscéral du poumon correspondant montre des fausses membranes récentes, très faciles à déchirer. Pleurésie costale et diaphragmatique.

Les deux sommets sont libres de toute adhérence. La surface des poumons est marbrée, de coloration bleu foncé et présente quelques saillies d'un blanc jaunâtre. La plèvre est épaissie et trouble. Sur une coupe, le lobe supérieur du poumon droit ne présente aucune altération : plus profondément l'on aperçoit trois masses d'un blanc jaunâtre grosses comme un pois; une autre de la grosseur d'un œuf d'oie, de même couleur que les précédentes, proémine à la surface de section. Cette masse est dure, vasculaire, difficile à écraser sous le doigt; elle est marbrée par des trainées pigmentaires grises et occupe la plus grande partie du lobe supérieur dans un plan parallèle à la face antérieure. Une couche pulmonaire, épaisse de 2 mm. et privée d'air, sépare seulement cette néoformation de la cavité pleurale. Sa base correspond à la plèvre, son sommet regarde les bronches. Une zone de tissu pulmonaire seulement hyperhémié l'entoure entièrement. Avec ses prolongements et à cause de sa dureté, cette masse peut être comparée au néoplasme carcinomateux. Autour d'elle, les parois bronchiques sont fortements épaissies à la périphérie et aussi dans leurs couches internes au dépens de leur lumière. L'épaisseur est de 3 à 4 mm.

Le lobe médian du poumon droit possède deux nodosités du volume d'un pois et dont les caractères sont ceux des nodosités du lobe supérieur; le lobe inférieur en possède plusieurs, dont les dimensions peuvent atteindre celle d'un œuf de pigeon.

Poumon gauche. — Sommet intact. A 6 centimètres au-dessous, masse de la grosseur d'un œuf de poule, et deux autres nodosités plus petites de même structure. Dans le lobe inférieur, on constate deux nodosités semblables séparées par un tissu normal à la vue, mais déjà épaissi, infiltré, si on l'explore avec le doigt.

Ulcérations du pharynx, du larynx, de la trachée et des bronches.

Foie. — Lésions gommeuses très manifestes.

L'examen microscopique des nodosités pulmonaires a démontré qu'elles ne contiennent pas de tissu normal. On y découvre une structure granuleuse, avec quelques cellules fusiformes. Absence de cellules géantes.

Les gommes pulmonaires sont habituellement peu nombreuses. Telle est la règle (Fournier). On n'en rencontre souvent qu'une seule ; mais ordinairement elles sont multiples, rarement plus de huit ou dix.

Elles peuvent être disséminées dans les deux poumons; généralement elles n'en occupent qu'un seul et ne siègent que dans une partie de celui-ci, soit dans le tiers supérieur, soit dans le tiers moyen ou dans le tiers inférieur, plutôt à la surface que dans les couches profondes. Contrairement aux tubercules, elles n'affectent, de l'avis de tous les auteurs, aucune préférence pour le sommet du poumon.

La nodosité gommeuse présente une partie centrale, à peu près dépourvue de vaisseaux, très friable, entourée d'une zone fibreuse, épaisse, grisâtre, vasculaire, qui constitue une sorte de coque périphérique. C'est ce que l'on constate en particulier dans l'observation VIII.

Observation VIII.

Laryngite syphilitique. — Trachéotomie. — Infection purulente. — Mort. Gommes (?) du poumon.

(Maunoir. Bull. Société anatomique, 1875).

La dame B.., âgé de 40 ans, admise à l'hôpital Cochin, (service de M. Bucquoy). le 11 mars 1875 pour des accès de suffocation. Trachéotomie. Mort le 15 avril.

Pas d'antécédents héréditaires de tuberculose.

Syphilis contractée en 1855. Accidents secondaires. En 1870, enrouement de voix avec gonflement sous-maxillaire; pendant deux ans, la voix est restée enrouée. En 1872, nouvelle extinction de voix, depuis cette époque son de voix gutturale. En 1873, accidents dyspnéiques. Hémoptysies en 1874. En 1874, nouveaux accès de suffocation, orthopnée, teint asphyxique, sueurs froides.

Autopsie. — Cordes vocales inférieures épaissies. Au-dessous d'elle quatre masses polyformes.

Poumons. — Au sommet des deux poumons et surtout à droite existait un certain nombre de petites tumeurs arrondies, du volume d'un gros pois à cautère, de couleur blanc jaunâtre, entourées d'une zone fibreuse et environnée de tissu pulmonaire absolument sain, laissant voir à leur centre des ouvertures de vaisseaux et de petites bouches béantes. Certaines de ces tumeurs sont plus molles, plus caséeuses que d'autres. Il y même en un point une cavernule provenant de la fonte d'un de ses néoplasmes. D'autres sont fermes, légèrement opalines, translucides. Ces tumeurs ne ressemblent pas à des tubercules caséeux par le fait de leurs limites nettes, de l'intégrité complète du tissu pulmonaire à leur pourtour et de l'intégrité des vaisseaux et des petites bronches à leur centre. Elles n'ont pas non plus les caractères d'abcès métastatiques.

A la base du poumon gauche existe sous la plèvre une collection puriforme mal circonscrite.

Deux petites collections limitées au-devant du rebord costal gauche.

Phlébite adhésive de l humérale, au bras droit.

Examen microscopique, par M. Mallassez.

1° *Pourtour.* Le tissu pulmonaire est infiltré d'éléments fins, disposés en amas irréguliers, qui épaississent les parois alvéolaires et remplissent plus ou moins les alvéoles.

2° *Zone fibreuse.* — Formés de tissus fibreux, ces faisceaux sont généralement disposés en couches concentriques et entre eux se voient des cellules de tissu conjonctif aplaties. Dans les parties excentriques de cette zone, les cellules conjonctives sont plus abondantes et se rapprochent comme aspect des cellules fines. Dans les parties concentriques, au contraire, les cellules conjonctives subissent la dégénérescence graisseuse. On voit dans cette couche un certain nombre de vaisseaux oblitérés (Riesenzellen des Allemands).

3° Les parties centrales sont formées de tissu fibreux plus ou moins dégénéré. Les cellules conjonctives sont les premières atteintes, les faisceaux conjonctifs résistent plus longtemps. Cependant ils finissent également par devenir granuleux. Au milieu des parties granuleuses, on voit des petits corps très réfringents se colorant en rouge par la purpurine.

Ces lésions se rattachent, beaucoup, au point de vue de la structure, des gommes du foie, qui présentent également une zone granuleuse périphérique, enveloppant le tissu normal, une zone fibreuse avec les prétendues Riesenzellen, une partie granuleuse centrale avec des corps réfringents.

La coloration des gommes doit être notée. D'abord grisâtres ou gris jaunâtre, celles-ci à une période plus avancée sont dans leur région centrale d'une couleur jaunâtre. Les nodosités gommeuses jusqu'alors sèches subissent, du centre à la périphérie, une dégénérescence granulo-graisseuse; elles se ramollissent progressivement à mesure que leur coloration change.

L'observation IX est un très bel exemple de cette transformation.

Observation IX.

(Wilks. Transact. of the path. Society of London, t. IX, p. 55.)

Dans ce cas, les renseignements laissent beaucoup à désirer. Le malade est un marin, récemment débarqué et qui meurt sans parler. Il présente sur le pénis et dans la région inguinale des cicatrices de syphilis. Aussitôt après son admission à Guy's hospital, ce malade succombe à une affection chronique du larynx.

Des lésions existent dans le larynx, les poumons et le foie.

La muqueuse du larynx et de la trachée est profondément ulcérée.

Le cartilage thyroïde présente une ulcération à sa face interne.

Les ganglions lymphatiques cervicaux sont engorgés. Le foie renferme à peu près une douzaine de tumeurs fibreuses, dures, arrondies dont la plus grosse est du volume d'une petite bille à jouer; elles offrent une coloration blanc jaunâtre, possèdent la consistance du cuir, sont complètement sèches et ne donnent aucun liquide à la pression. Deux ou trois de ces tumeurs sont transparentes à la périphérie : cette zone est évidemment de formation récente; les parties opaques et jeunes, probablement de même nature commencent à dégénérer. Toutes ces tumeurs font saillie à la surface du foie, elles ont fortement compromis le tissu environnant. A l'examen ces tumeurs sont constituées par des fibres à noyaux et du tissu fibreux.

Les poumons offrent des lésions très intéressantes. Ces organes contiennent quelques masses fibreuses d'une structure identique à celles du foie. Dans chacun des lobes supérieurs, se trouve un dépôt plus volumineux qu'une bille jouer. A la section ils diffèrent de ceux de la pneumonie ou de la scrofule et consistent en un noyau circonscrit, dur, jaunâtre et est exactement semblable à ceux trouvés dans le foie. Toutefois sa dureté est moindre. A côté de l'une de ces masses s'en trouve une autre en train de se ramollir, de se désagréger, et de former une cavité. Elle offre ceci de particulier que les parois de la cavité, formée par ce produit accidentel, sont constituées par diverses couches de matières analogues à celles qui sont ramollies. Le microscope démontre que ces tumeurs sont formées de fibres exactement semblables à celles que l'on trouve dans les nodosités du foie, et différant par conséquent absolument de composition avec les produits tuberculeux ou autres déposés dans le poumon.

Ainsi, l'on rencontre parfois des gommes transformées en bouillie jaunâtre, après avoir subi une désagrégation complète, et dont le ramollissement a abouti à la formation d'une cavité. Par quel mécanisme? Il s'agit là d'un travail peu connu et probablement comparable à celui qui s'opère lors de l'élimination des gommes du tissu cellulaire sous-cutané; les tuyaux bronchiques du voisinage se sont ulcérés et le produit gommeux a été évacué par les bronches. (Lancereaux, Fournier.)

Au lieu d'une tumeur, on observe alors une excavation tout à fait semblable à la caverne qui reste après l'élimination des masses tuberculeuses, dans la phthisie commune. « Les parois de cette cavité, dit M. le professeur Fournier, sont tapissées intérieurement d'une substance blanche caséeuse, vestige du tissu gommeux en voie d'élimination. Extérieurement, elles sont doublées par un tissu dur, condensé, grisâtre, fibroïde, sorte de coque extérieure de néoformation gommeuse.

Au lieu d'être évacuées, les productions gommeuses ramollies pourraient êtresimplement résorbées.

Qu'il y ait résorption ou évacuation par les bronches, les

gommes laissent à leur place une excavation dont les parois plus ou moins anfractueuses sont susceptibles de cicatrisation. C'est là un second mode de formation des cicatrices ou dépressions irrégulières que nous avons déjà signalées à propos des lésions scléreuses.

En 1880, M. Stackler, interne des hôpitaux, a présenté à la Société anatomique les organes d'une malade syphilitique, que nous avons observée pendant plusieurs jours à l'hôpital Tenon, dans le service de notre excellent maître M. Hallopeau.

Les deux poumons renfermaient des excavations, mais tandis que dans le poumon gauche toute la hauteur du parenchyme présentait ces altérations, dans le droit les lésions siégaient uniquement à la partie inférieure.

Gomme et tubercule. — Dans le fait que nous venons de rappeler, on pouvait hésiter entre la syphilis et la tuberculose ou bien admettre leur coexistence.

C'est du reste le parti qu'un médecin des hôpitaux, M. Gouguenheim, prit dans une circonstance analogue. Il s'agissait d'un homme mort à l'Hôtel-Dieu et dont les deux poumons offraient d'après M. Gouguenheim des ulcérations bien différentes : celles du poumon gauche étaient de nature syphilitique ; celles du poumon droit étaient tuberculeuses. (Gazette des hôpitaux, 13 mai 1879.)

« Je ne veux pas, dit M. Colomiatti, avancer que le virus syphilitique est capable de donner lieu à la tuberculose, parce qu'alors non seulement la tuberculose, mais la syphilis elle-même cesseraient d'être des entités . . . . .

« Je n'admets pas une tuberculose pulmonaire syphilitique, mais seulement l'existence simultanée de la pneumonie syphilitique et de la tuberculose pulmonaire.

J'admets ainsi une phthisie résultant à la fois de la syphilis et de la tuberculose. » (Colomiatti, Giornale della R. Acad. di Torino, 10 février 1877.)

Mais comment distinguer anatomiquement les manifestations syphilitiques et les manifestations tuberculeuses du poumon?

Ce diagnostic, il faut le reconnaître, présente des difficultés presque insurmontables dans certains cas, dans ceux, par exemple, où l'on pourrait avoir affaire à de gros tubercules devenus caséeux. « Il faudra encore, dit Virchow, une étude très approfondie pour fixer les limites qui séparent les tubercules et les gommes caséeuses. »

Pour M. Cornil, qui considère l'étude des gommes pulmonaires comme peu avancée, particulièrement au point de vue anatomique, la distinction de la gomme et des diverses formes de lésions tuberculeuses du poumon est extrêmement difficile. Analogie d'aspect, analogie de couleur, de configuration et surtout d'évolution avec le tubercule, voilà, dit M. Fournier, ce qui frappe dans l'étude de la gomme pulmonaire. Dans son évolution, la gomme présente trois stades comme le tubercule, stade de crudité, de ramollissement et d'évacuation. Toutefois, bien que presque tout rapproche le tubercule de la gomme, M. Fournier croit qu'il existe entre ces deux productions morbides plusieurs différences anatomiques :

1° La situation: le tubercule siège au sommet du poumon spécialement et dans les deux organes à la fois ; la gomme n'existe que dans un seul poumon en général et peut se localiser dans une portion seulement du tissu pulmonaire.

2° Le nombre: les gommes sont en général peu nombreuses; c'est le contraire qui existe pour les tubercules;

3° Les gommes sont plus volumineuses que les tubercules et n'affectent jamais la forme miliaire.

4° Les gommes sont toujours blanches ou jaunes, jamais transparentes comme les tubercules miliaires.

5° La consistance : lorsqu'elle n'est pas ramollie, la gomme est plus dure que le tubercule, et même ramollie elle est encore plus résistante que celui-ci, grâce à sa coque fibreuse.

Les recherches microscopiques n'ont jusqu'ici jeté qu'une lumière relativement faible sur ces questions si obscures. Les différences histologiques du tubercule et de la gomme sont bien peu tranchées, ce sont des nuances et non des oppositions (Cornil), tandis que la ressemblance parfois est telle qu'elle devient dangereuse pour la spécificité de la syphilis. C'est ainsi que Bœrensprung proclama l'unité et l'identité du tubercule et de la gomme. (Bœrensprung, 1858, Deutsch Klin.) Cependant une opinion contraire était soutenue par Robin et Wagner, qui assuraient la spécificité de la structure des gommes.

Pour Virchow (Traité des tumeurs, 1867), l'ensemble de la disposition de ces tumeurs est bien plus spéciale que leurs éléments isolés.

MM. Cornil et Ranvier, dans leur Manuel d'anatomie pathologique (1869), s'exprimaient en ces termes : « Les gommes représentent un tissu grisâtre, sans suc ; elles sont formées de cellules petites, atrophiques, au milieu d'une matière fondamentale grenue. Tandis que les éléments cellulaires de la partie centrale tombent en détritus moléculaire, ceux de la périphérie sont volumineux. Les vaisseaux sanguins pénètrent à la périphérie et sont perméables, ce qui différencie les gommes du tubercule. Les gommes présentent deux phases : une phase d'évolution progressive et une deuxième d'involution rétrograde; dans la deuxième période, les gommes conservent leur consistance et leur dureté, ce qui permet de ne pas les confondre avec des tubercules ou des infarctus. »

Quant à la cellule géante, regardée pendant quelque temps comme l'élément caractéristique du tubercule, son importance a notablement diminué depuis sa découverte dans des productions d'origine syphilitique par Bizzoro (1873), Griffini (1875) et Baumgarten (1876).

Mais, plus récemment, principalement depuis les travaux de M. Charcot, le follicule tuberculeux a été regardé avec raison comme l'élément essentiel du tubercule. S'il était démontré que d'une manière constante il fait défaut dans la gomme, le diagnostic entre cette néoformation et le tubercule serait rendu plus facile. Mais, d'après deux observations de M. Sabourin et d'après les recherches d'un élève distingué de M. Fournier, M. le Dr Brissaud, les masses caséeuses dont se composent les foyers gommeux consistent en agglomération de follicules absolument identiques à ceux de la tuberculose (Brissaud. Recherches anatomiques sur deux cas d'orchite scléro-gommeuse. Progrès méd., juillet 1881).

.... Ces faits, ajoute M. Brissaud, sont insuffisants pour qu'on se croie autorisé à en tirer une conclusion favorable à l'identité de la nature de la gomme et du tubercule. Mais ils permettent de définir plus nettement ce qu'on doit entendre sous le nom de gomme. En les comparant surtout avec celles qui se présentent dans la syphilis hépatique et dans la syphilis cérébrale, on acquiert aisément la certitude que la transformation caséeuse n'est pas l'aboutissant d'un processus banal, et que, par conséquent, ce n'est pas le même travail de prolifération cellulaire qui se termine différemment par caséification ou par sclérose. La transformation caséeuse est exclusivement sous la dépendance de la formation folliculaire. Celle-ci est donc une lésion à part, se développant dans un tissu fibreux; c'est, en quelque sorte, un néoplasme surajouté à la sclérose, mais pouvant faire défaut, et dont les caractères sont si nettement tranchés que nulle altération organique ne peut être taxée de gomme si le processus folliculaire à tendance régressive n'en est le substratum microscopique.

Des recherches de M. Brissaud nous retiendrons : 1° qu'il n'existe pas actuellement dans le tubercule d'élément dont la gomme serait privée ; 2° que (si, comme le croit M. Brissaud, la structure des gommes du cerveau, du foie, etc., n'est pas différente de celle des gommes du testicule), la sclérose et la gomme sont deux processus distincts et non pas la terminaison différente d'un même processus (hyperplasie cellulaire initiale); 3° que la gomme est, en quelque sorte, surajoutée à la sclérose et qu'elle peut faire défaut. « En effet, le follicule tuberculeux se développe primitivement....., tandis que, dans le processus gommeux, le follicule prend naissance au sein de la trame scléreuse, qui déjà, depuis un certain temps, a envahi le tissu interstitiel..... »

Nous enregistrons ces résultats avec d'autant plus d'empressement qu'ils tendraient à expliquer pourquoi, dans quelques observations de syphilis pulmonaire, on n'a signalé que des lésions scléreuses, tandis que les lésions gommeuses, si peu développées qu'elles soient (obs. I, II, etc.), sont toujours accompagnées de sclérose à des degrés variables. L'existence simultanée des mêmes altérations est nettement indiquée dans le cas exposé à la Société anatomique en 1875 par M. Maunoury, de même que dans les observations X et XI. La coexistence des lésions scléreuses et des lésions gommeuses, que nous avons étudiés séparément, afin d'être plus complets et plus clairs, est presque constante.

Observation X.

Cette observation est publiée par le Dr Pavlinoff, in Arch. fur Anat. path. und phys., LXXV, I, p. 162, 1879).

Malade âgé de 32 ans, observé en 1877 par le professeur Sacharjin.

Pas d'antécédents tuberculeux. Chancre à l'âge de 25 ans, puis accidents secondaires de syphilis.

Toux, expectoration, dyspnée, inappétence, faiblesse générale, crachats un peu striés de sang.

A droite du thorax : matité au-dessus et au-dessous de la clavicule, jusqu'à la troisième côte ; au-dessous, la sonorité devient de plus en plus nette, sans jamais l'être autant qu'à droite ; dans la fosse axillaire et entre l'omoplate et le rachis, matité. Dans les points mats, respiration rude, râles sibilants, craquements humides.

A gauche, expiration prolongée et râles sibilants au-dessus et au-dessous de la clavicule.

Cicatrices. Périostite. Tuméfaction ganglionnaire. Les jours suivants, hydropisie, nausées.

Erysipèle. Mort.

L'observation a été recueillie par le Dr Westeroff, assistant de la Clinique, et l'examen microscopique a été fait par le Dr Vogt.

La face externe du lobe supérieur et en partie du lobe inférieur du poumon gauche est irrégulièrement divisée en plusieurs portions par de larges traînées de tissu conjonctif interstitiel hypertrophié et rétracté, qui sillonnent la surface pulmonaire en divers sens, et traversent le parenchyme.

Sur le lobe supérieur elles délimitent une portion plus considérable de tissu du poumon comprenant environ le tiers supérieur. La portion de ce lobe ainsi traversée par des tractus fibreux est obliquement dirigée du bord antérieur vers la face postérieure, sa limite inférieure est nettement démarquée par une bandelette de tissu conjonctif de laquelle partent deux autres bandelettes semblables dans une direction oblique vers le bord antérieur et inférieur du lobe supérieur, et divisent ainsi le tiers inférieur et la partie moyenne de ce lobe en lobes plus petits, inégaux, faisant saillie à la surface. Les productions gommeuses du parenchyme, qui occupent surtout le lobe supérieur et le tiers supérieur du lobe inférieur, sont situées les unes exactement dans des trabécules de tissu conjonctif, les autres plus profondément; elles ont depuis le volume d'une tête d'épingle jusqu'à celui d'un pois. Celles qui occupent la surface se laissent facilement sentir sous le doigt et apparaissent par places à travers la plèvre comme des nodosités d'un gris ou d'un blanc jaunâtre. D'autres sont situées plus profondément et sont recouvertes superficiellement d'un peu de tissu pulmonaire altéré. Cette distribution irrégulière des nodosités gommeuses laisse prévoir combien est variable la consistance du poumon, ici ferme, là molle et élastique.

Le tissu du lobe inférieur semble être assez uniformément condensé, dans sa plus grande étendue jusqu'à peu de distance des bords libres. Sa masse condensée d'une manière uniforme et diffuse est interrompue en certains endroits seulement par de petites nodosités dont la grosseur ne dépasse pas celle d'une tête d'épingle.

Le poumon gauche présente sur une coupe une surface inégale, hérissée de granulations saillantes assez peu denses, grisâtres et jaunâtres dont le volume varie de celui d'un grain de millet à celui d'un pois ou d'une aveline. Les granulations sont isolées ou agglomérées principalement dans le lobe supérieur; on n'en trouve que quelques-unes seulement dans le lobe inférieur et elles sont plus petites.

Dans le lobe supérieur on trouve de petites nodosités réunies à d'autres de différentes grosseurs (les plus grosses atteignent le volume d'une aveline). La composition de ces masses agglomérées n'est pas uniforme dans toutes leurs parties; elles contiennent quelques éléments disséminés, isolés et de consistance variable; elles présentent une apparence de porosité; au centre même on peut distinguer plusieurs petites lacunes.

Çà et là on remarque déjà à l'œil nu que les nodosités décrites plus haut ont leur siège dans le voisinage ou même dans l'épaisseur des parois bronchiques. Dans le dernier cas, la paroi de la bronche est épaissie et sa lumière diminuée. Dans les grosses bronches, la paroi dont l'épaisseur est augmentée offre une coloration gris jaunâtre et un aspect gélatineux caractéristique. Les grosses nodosités ont leur siège dans le voisinage de ces tractus de tissu interstitiel d'un blanc brillant, qui sillonnent le parenchyme; en certains endroits, elles pénètrent même dans leur épaisseur. Elles ont une teinte jaune pâle ou jaune grisâtre, une consistance non uniforme, une densité plus grande à la périphérie qu'au centre, où existent de petites vacuoles. Les nodosités sont entourées de tissu fibreux, brillant, qui de là se dirige en tous sens pour parcourir le tissu pulmonaire ou se perdre en se fusionnant avec des traînées fibreuses plus épaisses.

La coupe du lobe inférieur gauche ne montre pas une structure aussi complexe ; on remarque seulement dans le tiers supérieur de petites granulations au voisinage des canaux bronchiques, tandis que dans le tiers inférieur et dans le tiers moyen on trouve seulement une augmentation uniforme de la densité des tissus jusqu'aux bords libres de l'organe. La couleur du poumon est rouge foncé ; sa consistance uniforme, dense ; à la coupe le parenchyme est inégal et paraît poreux en quelque sorte.

Dans le poumon droit les productions de tissu interstitiel sont proportionnellement moins marquées. Dans le lobe supérieur, traces d'une inflammation parenchymateuse chronique.

La coupe d'une teinte gris ardoisé et gris rougeâtre est hérissée de nodules péribronchiques saillants, de différents volumes, séparés par des ilots de parenchyme sain ou légèrement infiltré. Au sommet du lobe supérieur droit, deux cavités bronchectasiques presque confluentes de la dimension d'une aveline. Çà et là dans l'étendue des lobes supérieur et moyen on trouve des dilatations bronchiques sacciformes plus petites. Le parenchyme est sillonné en divers sens par de larges bandes-lettes indurées, fibreuses, mais plus étroites relativement que celles que nous avons décrites dans le poumon gauche. Au voisinage des tractus fibreux et dans leur épaisseur même on retrouve les mêmes granulations jaunâtres ou grisâtres que dans le poumon. Elles sont aussi plus volumineuses que les nodules péribronchiques. Le lobe inférieur présente une augmentation uniforme et généralisée de densité comme la partie correspondante du côté gauche.

L'examen microscopique des granulations grises ou blanc jaunâtre situées près de larges travées de tissu interstitiel nous montre, comme élément principal, des cellules assez volumineuses, fusiformes pour la plupart, quelques-unes arrondies, les autres ovales, et entre lesquelles se trouvent des faisceaux excessivement ténus de tissu conjonctif irrégulièrement disséminés et en outre des granulations graisseuses fines. On trouvait aussi de ces granulations dans le protoplasma des cellules.

Les éléments cellulaires de néoformation sont ou bien réunis en faisceaux qui se subdivisent irrégulièrement en se dirigeant dans tous les sens, ou bien accumulés autour des vaisseaux sanguins, dont la tunique adventice paraît généralement épaissie et infiltrée.

La lumière des vaisseaux peut être très apparente ou considérablement rétrécie par suite de la compression exercée par les productions cellulaires. A la périphérie des granulations se trouve du tissu fibreux disposé concentriquement ou en tractus ; entre les fibres conjonctives on retrouve les mêmes éléments cellulaires que dans la substance des granulations. Dans certaines de ces granulations quantité notable de pigment sous forme de corpuscules disséminés ou agglomérés.

La structure miscroscopique des petits nodules péribronchiques ainsi que celle des zones d'infiltration diffuse présente à peu près les mêmes caractères avec cette seule différence que les cellules rondes prédominent ici sur les cellules fusiformes. Partout dans le protoplasma des cellules, grande quantité de fins corpuscules de substance cellulaire.

On trouve dans le poumon gauche plutôt que dans le droit, les alvéoles pulmonaires libres ; mais généralement ils sont remplis en partie de cellules soit arrondies, soit irrégulières et plates, en partie de matières caséeuses. Dans la partie inférieure des deux poumons on trouve une infiltration de fines cellules dans le tissu conjonctif péribronchique et interalvéolaire. Les vaisseaux comprimés çà et là par les produits d'infiltration, sont pour la plupart libres et même dilatés dans le niveau des alvéoles. Ceux-ci dans cette portion du poumon sont presque vides ou renferment des cellules qui par leur forme et leurs dimensions sont analogues aux leucocytes ; on trouve en outre quelques globules rouges (vraisemblablement sortis des vaisseaux par diapédèse) et enfin de rares cellules plates rappelant les cellules de l'épithélium alvéolaire.

La série des modifications dans les poumons appartient, dit Vogt, à deux processus qu'on doit distinguer.

Premièrement nous devons noter les granulations, petites et grosses, qui ont été décrites et que nous avons trouvées dans le poumon gauche, soit dans le tissu interstitiel hypertrophié, soit dans le voisinage des parois bronchiques ou dans leur épaisseur. Il faut aussi, dans le cas actuel, tenir compte de l'inflammation interstitielle et des nodosités péribronchiques du même poumon.

Entre ces lésions d'apparence complexe existe sans aucun doute de très étroits rapports d'origine, ce que démontre d'abord l'examen microscopique. Comme élément principal, nous trouvons des cellules fusiformes ou d'autres régulièrement arrondies, cellules du tissu conjonctif jeune, la plupart atteintes à différents degrés de dégénérescence graisseuse.

A côté de ces cellules, nous voyons des éléments plus condensés, fusiformes, comme fibrillaires, déposés au voisinage des nodosités en zones brillantes comme du tissu cicatriciel. Ces zones sont interrompues çà et là par des amas isolés de petites cellules embryonnaires ou bien par de véritables granulations composées de ces éléments. De l'aspect microscopique caractéristique des modifications du poumon gauche et d'une partie du poumon droit, mais principalement de l'examen microscopique, nous devons conclure à la nature spécifique de néoformations, qu'elles se présentent sous forme de productions interstitielles diffuses et d'épaississement péribronchique ou sous forme de tumeurs, limitées, identiques aux gommes du foie ou d'un autre organe.

Dans la seconde catégorie de modifications du poumon, Vogt range les lésions de pneumonie parenchymateuse (catarrhale) chronique trouvées dans le poumon droit (lobe supérieur, lobe moyen).

Les modifications dans la partie inférieure des poumons présentent les caractères d'une inflammation parenchymateuse aiguë, qui, dans les derniers jours de la vie, peut être considérée comme la terminaison habituelle d'une affection inflammatoire chronique des poumons.

Observation XI.

(Lancereaux. Bull. Acad. méd., 2e série, t. VI, 1877, et Ann. de derm. et de syphil., 1877).

Le nommé F., H..., âgé de 58 ans, exerce depuis 22 ans la profession d'infirmier au service de l'Assistance publique ; pendant cet espace de temps, il a, d'après ce qu'il raconte, toujours joui d'une bonne santé, il nie d'ailleurs avoir jamais contracté de maladie vénérienne. Mais comme d'autre part il atteste, malgré le dire des religieuses qui le connaissent et malgré des manifestations indéniables d'alcoolisme chronique, qu'il n'a jamais fait d'excès de boissons, nous sommes en droit de ne tenir aucun compte des renseignements qu'il donne. A part quelques douleurs de tête, il se portait bien, lorsque dans le courant de novembre, il fut pris d'étourdissements, de vertiges, de vomissements et enfin d'un hoquet presque incoercible. A ces accidents qu'accompagnait une violente céphalalgie, s'ajoute bientôt un léger degré de paralysie musculaire dans le côté droit du corps. C'est alors que ce malade fut admis dans le service de notre collègue le Dr Peter et soumis à un traitement, dont l'iodure de potassium formait la base, en même temps qu'un séton lui était appliqué à la nuque. Sous l'influence de ces moyens thérapeutiques, la céphalalgie commença à disparaître et un peu plus tard, les vomissements et le hoquet diminuèrent de fréquence ou cessèrent : il persista seulement un peu de faiblesse du bras et de la jambe droite et une légère déviation de la bouche.

Ayant pris le service laissé vacant par mon collègue en décembre

1876, je trouvai notre malade dans les conditions que je viens d'indiquer; je continuai à lui administrer de l'iodure de potassium à la dose de 3 grammes pendant un mois, puis, comme l'état restait stationnaire, je cessai l'emploi de ce médicament.

Pendant les mois de février et de mars, le malade se lève chaque jour il marche sans faucher et sans trainer la jambe droite, malgré une légère faiblesse musculaire de ce membre; puis de temps à autre, il est pris d'accès de vomissements et de hoquet qui persistent pendant quelques jours. Vers la fin de mars il se plaint de voir moins distinctement les objets de l'œil droit, il tousse quelque peu, expectore un liquide muco-purulent en faible quantité; éprouve de l'essoufflement après la marche et surtout après avoir monté un escalier ; le murmure vésiculaire est faible aux bases. Cependant le malade conserve tout son embonpoint, et sa nutrition générale n'est pas altérée; il se trouve en même temps tellement bien qu'il me demande en sa qualité d'ancien serviteur de l'administration hospitalière, un certificat d'admission dans un hospice.

Le 5 avril, la vue déjà affaiblie à droite commence à s'affaiblir à gauche et, quelques jours plus tard, l'œil droit parait complètement perdu. Le malade a de la peine à marcher, tant à cause du désordre de la vue que de la faiblesse des membres, il prétend que ses jambes refusent de le porter. Le hoquet étant de nouveau survenu, le traitement ioduré est repris. Néanmoins le 17 avril, au matin, il survient un délire calme, qui est bientôt accompagné de la perte des facultés intellectuelles et qui est suivi d'un état subcomateux. La pupille droite est dilatée et plus large que la gauche, la sensibilité ne parait pas modifiée, tout mouvement à peu près impossible, légère amélioration le 19, délire plus violent le 20 et la mort arrive le 21.

Autopsie. — Absence d'œdème et de traces de cicatrices sur la peau. Le crâne est épaissi, sclérosé ; la dure-mère est intacte, mais les méninges molles, normales, à la base, sont opalines, légèrement épaissies à la convexité des hémisphères cérébraux, les corspuscules de Patchiori sont nombreux et hypertrophiés. Placé sur sa base le cerveau se divise en deux moitiés par l'écartement des deux hémisphères et laisse voir, entre les ventricules latéraux, une masse jaune membraniforme, d'une étendue de 3 à 5 centimètres, qui occupe la place de la cloison transparente, dont il ne reste plus trace. Dans sa moitié antérieure le chiasma des nerfs optiques est tuméfié ; le tissu qui les compose est injecté, ramolli, enflammé aussi bien que celui du tronc de ces nerfs à leur origine ; les pupilles optiques sont œdématiées et injectées. Le reste de l'encéphale est sain.

Libres dans leur moitié supérieure, les poumons sont dans leur tiers inférieur et à leur base intimement adhérents tant à la paroi thoracique qu'au diaphragme. Leur extraction n'est pas sans difficulté, leur base est labourée de sillons profonds, semblables aux cicatrices syphilitiques du foie, et ces dernières en partie comblées par un tissu fibreux de nouvelle formation : entre ces sillons le parenchyme est sur quelques points induré, sur d'autres il est emphysémateux. La plèvre viscérale est du reste épaissie au niveau de sa moitié inférieure et cet épaississement contribue au retrait des poumons. Ces deux organes sont symétriquement altérés, ils présentent à la coupe des lésions semblables, un peu plus avancées dans un côté que de l'autre.

Le poumon gauche, qui est le siège de l'altération la moins avancée, offre à sa base un léger renflement qui, dépouillé de fausses membranes épaisses, laisse voir des saillies nodulaires, jaunâtres, arrondies du volume d'une noisette ou d'une cerise et donne dans une étendue de 1 centimètre, une sensation assez en rapport avec celle que fournirait la pression sur un sac de noix. Ces nodosités sont au nombre de douze à quinze disséminées sous la plèvre et dans la profondeur du poumon ; elles se tranchent sous le scalpel et se font remarquer par leur saillie au-dessus du parenchyme pulmonaire et par une surface de section qui au lieu d'être unie offre des dépressions multiples. Ce sont des masses jaunes, sèches, arrondies, demi-circulaires ou en forme de croissant, fermes, circonscrites par un tissu fibroïde grisâtre et plus ou moins pigmenté. Au voisinage de ces tumeurs, le parenchyme du poumon présente des tractus fibreux, blanchâtres ou noirâtres, qui pour la plupart, irradient d'un centre commun. Quelques petites bronches sont dilatées, le tissu pulmonaire d'une grande partie du globe inférieur de ce poumon est ferme et résistant. Le poumon droit est le siège de lésions semblables, et qui ne diffèrent que par leur évolution un peu plus avancée. Les nodosités gommeuses sont ici un peu plus jaunâtres et plus irrégulières que du côté opposé ; elles ont au plus le volume d'une lentille, ce qui tient à ce qu'elles sont déjà en partie résorbées, Le tissu fibroïde qui les entoure, revenu sur lui-même, est manifestement rétracté ; sur quelques points même le noyau jaunâtre ou blanchâtre a complètement disparu ; il ne reste que la zone periphérique.

On observe, en outre, sur une surface de section du poumon droit des tractus fibreux, ayant une disposition stellaire et disposés autour d'un centre commun comme les raies d'une roue autour du moyen qui les porte. L'induration scléreuse est étendue et un assez grand nombre de bronches sont dilatées. Il existe de plus au milieu de ces altérations quelques noyaux de pneumonie lobulaire, qui ont sans doute contribué à précipiter le dénouement. Les ganglions bronchiques sont pour la plupart volumineux fermes et pigmentés,

Le cœur surchagé de graisse a ses cavités larges et dilatées par le fait de la stéatose des fibres musculaires. Celles-ci sont peu colorées très friables.

Le foie, est en outre, un peu gras.

La muqueuse de l'estomac est ardoisée; ce sont là autant de désordres dus à l'alcoolisme.

La rate est volumineuse.

L'un des reins offre à sa surface une dépression profonde, étoilée, l'autre rein est sain ; le pancréas est normal aussi bien que les intestins. Les mucles de la vie animale sont rouges, assez bien nourris, le tissu cellulo-adipeux est abondant.

Les deux feuillets de la tunique vaginale adhérent intimement à droite, la tunique albuginée est épaissie. Le testicule diminué de volume, ferme, élastique et manifestement sclérosé, résiste au doigt qui le presse Il présente à la coupe des bandes ou tractus fibreux, qui du corps d'Higmore irradient, en différents sens, vers le corps du testicule. La tunique vaginale du côté opposé, contient une ou deux cuillerées d'un liquide citrin, transparent. Les feuillets adhèrent entre eux sur deux points à l'aide de tractus ou cordons blanchâtres. Le feuillet pariétal épaissi est, en outre, couvert sur sa face libre de taches pigmentaires brunâtres ou jaunâtres ; le testicule est jaunâtre à la coupe, induré sur une moindre étendue que son congénère.

Les organes lésés conservés dans l'alcool sont, plus tard, soumis à un examen microscopique. Les poumons offrent, à ce point de vue, un intérêt tout particulier. Les tractus blanchâtres sont constitués par un tissu conjonctif fibroïde semblable au tissu de cicatrice. Les nodosités gommeuses présentent deux parties distinctes : l'une centrale peu ou pas modifiée par le carminate d'ammoniaque, l'autre périphérique fortement colorée par cette même substance. La première de ces parties est composée d'éléments figurés, arrondis ou anguleux, hyalins, légèrement granuleux, groupés au pourtour des vaisseaux, reconnaissables à leur membrane élastique et à quelques globules sanguins visibles dans leur lumière rétrécie ; la seconde est constituée par de petites cellules arrondies semblables aux éléments du tissu conjonctif embryonnaire, par un grand nombre de cellules fusiformes et des vaisseaux. Ces derniers, dont l'épithélium est aplati, ce qui est l'indice d'une organisation déjà avancée, ont bien des parois épaisses, mais leur lumière est restée libre.

De cet examen, il semble résulter que la gomme commence au pourtour d'un vaisseau, c'est-à-dire par une périartérite ; qu'elle s'étend excentriquement par couches successives ; qu'enfin venant à envahir la unique interne de ce même vaisseau, elle l'obture, ce qui l'empêche de se nourrir dans sa partie centrale, qui régresse Mais, en même temps, la nodosité gommeuse comprime les éléments propres de l'organe, qui la renferme ; aussi, dans ce cas particulier, il était impossible d'apercevoir les alvéoles pulmonaires reconnaissables à la persistance des fibres élastiques limitant des fissures dans lesquelles on voyait encore l'endothélium aplati. Au pourtour des nodules gommeux, les cloisons des alvéoles pulmonaires étaient épaissies par de jeunes cellules rondes et le réticulum lymphatique sous-pleural se trouvait comblé par des éléments lymphoïdes ; la plèvre était injectée et épaissie.

Cette observation remarquable à bien des titres l'est particulièrement au point de vue du siège des gommes, dont les éléments sont groupés autour des vaisseaux, reconnaissables à leur membrane élastique et aux globules sanguins oblitérant leur lumière. Dans ses recherches récentes, M. Brissaud a constaté la même disposition. « Dans le tissu interstitiel entre les cordons fibreux dont la description précède, on distingue çà et là des foyers microscopiques de prolifération nucléaire localisés, surtout au pourtour des vaisseaux sanguins...... C'est donc ici encore un travail d'inflammation périvasculaire, qui préside à la formation ou au développement de ces foyers. »

Syphilis héréditaire. — Jusqu'ici, dans l'étude des lésions gommeuses, nous n'avons eu en vue que celles que l'on rencontre seulement chez l'adulte, c'est-à-dire celles qui sont le résultat d'une syphilis acquise. Nous devons ne pas omettre celles que peut produire la syphilis héréditaire.

Depuis la première publication de M. Depaul sur ce sujet (1837) et surtout depuis sa communication académique de 1852, la relation qui existe entre la syphilis et certaines nodosités, trouvées dans les poumons d'enfants issu de parents syphilitiques, est parfaitement établie. Ch. Desruelles, G. Hecker, Virchow, MM. Martineau et Cornil (Bull. Soc. anat., 1862), MM. Lancereaux et Landeta (Gaz. hebd., p. 649, 1864) ont confirmé les recherches de M. Depaul.

Dans la plupart des faits observés, il s'agit de fœtus morts avant terme, de mort-nés ou de nouveau-nés, qui ont vécu quelques jours seulement, et qui, en même temps qu'une éruption de pemphigus neo-natorum et parfois de lésions du thymus, auxquelles P. Dubois a attribué une valeur trop considérable, offraient des altérations pulmonaires. Des manifestations syphilitiques analogues ont été signalées à titre d'exception chez des enfants âgés de plusieurs mois.

Les poumons de coloration rosée ou violacée, si la respiration n'avait pas été établie, présentaient quelques points de couleur hortensia ou bien jaunâtres, généralement durs, beaucoup plus lourds que l'eau. Quand ils avaient respiré, les poumons étaient d'une consistance très inégale; au toucher, ils donnaient la sensation de nodosités indurées, situées plus ou moins profondément dans le parenchyme.

Les nodosités présentent, dans ces conditions, le même aspect, la même forme, la même structure, la même évolution que les productions gommeuses du poumon dans la syphilis acquise. En se ramollissant, elles produisent des excavations susceptibles également de cicatrisation.

Avant de se transformer en cavités ou en masses cicatricielles, les gommes des nouveau-nés ressemblent beaucoup aux infarctus pulmonaires ou abcès métastatiques de l'infection purulente.

« La confusion est d'autant plus à craindre que chez quelques syphilitiques, de même que chez ces derniers malades, on trouve de la péritonite, des arthrites suppurées et des lésions osseuses. Mais, dans le cas d'infection, les noyaux altérés sont de très petit volume et très nombreux. Au début, ce sont des taches d'un violet foncé, presque noir, au niveau desquelles le parenchyme est induré et dont le centre devient jaune et purulent, tandis qu'elles s'étendent en largeur. » L'examen histologique, ajoute M. le professeur Parrot, démontre la présence des éléments figurés du sang ; mais les productions embryo-plastiques de la syphilis font défaut.

On ne peut confondre non plus ces productions avec les granulations tuberculeuses, qui ne sont jamais congénitales (Cornil, Gamberini) ; Virchow en a vu cependant un cas.

CHAPITRE III.

SYMPTOMATOLOGIE.

La syphilis pulmonaire est loin de se traduire extérieurement par des phénomènes toujours identiques. Les symptômes auxquels elle donne lieu sont très nombreux, excessivement variables et n'offrent rien de pathognomonique. Ce sont le plus souvent ceux des affections pulmonaires les plus communes, entre autres, de la tuberculose. Il est facile de comprendre, en effet, combien doivent varier ces symptômes suivant que l'on a affaire à un processus spécifique de forme hyperplasique ou de forme gommeuse, suivant que celui-ci est récent ou déjà ancien et qu'il retentit plus ou moins sur l'état général.

Aussi nous attacherons-nous peu à présenter sous ses différents aspects et dans ses phases diverses le tableau symptomatique des pneumopathies syphilitiques ; nous chercherons plutôt à grouper leurs symptômes et nous essaierons d'en déterminer la valeur et la fréquence.

Nous passerons sous silence la symptomatologie des pneumopathies dues à la syphilis héréditaire ; elles n'ont pas d'histoire clinique (Parrot).

La syphilis du poumon se manifeste par des troubles fonctionnels, par des symptômes locaux et des symptômes généraux.

1. *Symptômes fonctionnels.* — LA DYSPNÉE est l'un des phénomènes les plus importants. C'est en général par une gêne plus ou moins marquée de la respiration que débute la syphilis pulmonaire. Elle est en outre l'un des symptômes les plus constants; nous la voyons signalée dans presque toutes les observations. La dyspnée, dit Thompson, est toujours un des phénomènes les plus pénibles pour les malades, chez qui, même dès le début, elle affecte une allure sérieuse, notamment, lorsqu'ils gravissent une colline ou un escalier. D'après Rollet (Wien. med. Presse, n° 47), elle résulterait : 1° de la diminution de la surface respiratoire par suite du développement des néoplasies syphilitiques; 2° du rétrécissement des bronches qui lui-même reconnaît pour cause la compression par les produits de néo-formation; 3° du catarrhe concomitant des voies aériennes; 4° d'une infiltration secondaire des cavités alvéolaires.

Dans un cas observé en 1865, par le Dr Pancritius, la difficulté de respirer était telle que le malade était obligé de rester constamment assis sur son lit. L'orthopnée est aussi signalée dans une observation, due à M. Maunoir (1875).

Un autre phénomène, qui ne fait pas souvent défaut, est la TOUX ; celle-ci est en général petite, quinteuse, et revient particulièrement la nuit. Fréquemment sèche au début, elle s'accompagne dans certains cas de quelques crachats aérés, muqueux ; à une période avancée de la phthisie syphilitique, lorsque des cavernes se sont formées, ou bien si en même temps que des lésions pulmonaires, il existe des ulcérations trachéales ou bronchiques (cas de Auton Vierling, de Lancereaux, 1881), on observe une expectoration muco-purulente ou franchement purulente.

De plus, en même temps que la toux on voit survenir assez fréquemment (Fournier) des HÉMOPTYSIES. A la vérité, les crachements de sang sont plus fréquents dans la phthisie commune que dans la phthisie syphilitique, mais c'est une erreur de croire, comme on l'a dit, que leur absence est constante dans la syphilis pulmonaire. Dès l'année 1875, M. le professeur Fournier s'est efforcé de réagir contre cette assertion : « On a dit que les hémoptisies étaient rares dans la phthisie syphilitique ; je ne puis accéder à cette opinion. Qu'elles soient moins communes que dans la phthisie ordinaire, moins abondantes aussi, je l'accorde ; mais elles s'observent, me semble-t-il, plus souvent qu'on ne l'a dit. »

Les hémoptysies, qu'on observe *quelquefois* suivant Rollett, sont *fréquentes*, mais peu *abondantes* d'après Thompson (The Lancet, 1878). Le Dr Robinson (The Lancet, 5 mai 1877) dit n'avoir pu en déterminer la fréquence ni la rareté relative. Lorsque nous étudions à ce point de vue spécial toutes les observations que nous avons pu recueillir, nous voyons les hémoptysies, légères ou abondantes, signalées par Vidal de Cassis (1855), Aynard (1864),

Lacaze (1870), Langerhans (1879), Fournier (1879), Pavlinoff (1879). Thompson, dans une observation, mentionne des hémoptysies insignifiantes et dans une autre des hémoptysies très abondantes.

Nous-même, nous avons pu voir à plusieurs reprises dans le service de M. Dieulafoy, à l'hôpital Saint-Antoine, une femme syphilitique, qui parmi d'autres troubles fonctionnels, que nous allons rapporter, présenta des hémoptysies. En une seule fois elle « rendit une quantité de sang évaluée à deux verres... »

Observation XII (Inédite).

(Recueillie à l'hôpital Saint-Antoine, dans le service de M. Dieulafoy, en collaboration avec notre excellent ami et collègue, M. le Dr Bernheim, ancien externe du service).

P... (Amélie), âgée de 36 ans, nous arrive dans un état d'hébétude, de somnolence telles, qu'il nous est impossible d'en obtenir aucune réponse. Pour avoir des renseignements certains, nous nous rendons chez sa sœur. Celle-ci nous raconte ce qui suit. Amélie P... a été réglée à l'âge de 13 ans; jusqu'à l'âge de 24 ans, elle a toujours été bien portante. Elle eut à ce moment, au niveau de l'ombilic, une petite ulcération bien arrondie, dont la cicatrisation s'est fait longtemps attendre. Un médecin de Nantes. consulté à ce sujet, obtint la guérison au moyen d'une poudre blanche.

Quant à la cause de cette ulcération, ce serait une écorchure, que la malade se serait faite dans un bain froid. Nous pensons, sans être toutefois absolument affirmatif, qu'il s'agit plutôt d'une lésion spécifique, probablement d'un accident primitif, en un mot d'un chancre de l'ombilic. Aujourd'hui, nulle trace de solution de continuité dans cette région.

Il est impossible de savoir de la malade, si dans la suite elle perdit ses cheveux, si elle a eu de l'insomnie, si elle a maigri, si elle a éprouvé de la fièvre, si elle a présenté quelque éruption.

Quant à sa sœur, elle est incapable de nous fournir aucun renseignement précis sur les accidents qui auraient pu se produire pendant la période secondaire ; à cette époque, elle se trouvait éloignée.

A l'âge de 26 ans, variole bénigne, et à la suite abcès de la face, dont il reste des traces manifestes.

A peu près à la même période, la malade ressentit des troubles de la vue ; la vision était entièrement supprimée du côté droit. Le médecin de Nantes, consulté pour la seconde fois, prescrivit quelques grammes d'iodure de potassium, et tout phénomène avait disparu au bout de trois semaines.

Rien de nouveau jusqu'à l'âge de 27 ans. Une sorte de tumeur s'est alors développée au niveau du voile du palais. Dure d'abord, celle-ci se ramollit peu à peu, et un médecin de la campagne, où Amélie P... se trouvait à ce moment, crut à la formation d'un abcès, et pratiqua une légère piqûre. Six mois après, la suppuration persistant, plusieurs médecins furent consultés à Paris. Ceux-ci conseillèrent l'iodure de potassium. Mais déjà la fonte du voile du palais était complète.

Rien à signaler pendant les trois années suivantes.

Il y a six mois, c'est-à-dire trois mois avant son entrée à l'hôpital, la malade se plaignit de douleurs vives dans le côté gauche de la poitrine et de douleurs vagues dans la tête. Elle toussait un peu ; quelques jours après elle rendit d'une seule fois une certaine quantité de sang (évaluée à deux grands verres par sa sœur). Pendant huit jours, elle continua à cracher des flots de sang. En même temps, elle souffrait beaucoup du côté gauche de la poitrine, surtout au niveau du cœur et au niveau de la fosse sous-épineuse. C'étaient des douleurs extrêmement vives, qui de la région précordiale se répandaient dans toute la moitié gauche de la cavité thoracique. Le médecin traitant parla de douleurs névralgiques, de pleurodysie.

Il prescrivit une potion de morphine avec de l'extrait de ratanhia, de l'alcool pour soutenir les forces, et des badigeonnages de teinture d'iode. Les souffrances ne persistèrent pas moins et avec une extrême intensité, des vertiges survinrent, et en janvier 1881, la toux s'accompagna une fois d'une expectoration sanguine. On changea de médecin ; le second praticien fit à peu près ce qu'avait fait le premier.

Deux jours après cette nouvelle hémoptysie, la malade, sans se plaindre de mal de tête, est prise de vertiges, tombe à terre et reste une grande demi-heure sans connaissance. A son réveil, céphalalgie violente, faiblesse très accusée des membres inférieurs, douleur comme auparavant, à la région précordiale. Dès lors impossibilité de quitter le lit. Au bout de quelques jours, le mal de tête augmente, et quand la malade essaie de se lever, elle est prise de vertiges et tombe, si on ne la retient. Elle commence à déraisonner, reste indifférente aux personnes qui l'entourent, ne répond plus aux questions qui lui sont adressées, reste couchée sur le dos, garde les yeux fermés, prononce des mots incohérents. Deux médecins, appelés en consultation conviennent, vu l'état d'amaigrissement, vu la toux, les vomissements et la diarrhée rebelle à tout traitement, qu'il s'agissait d'un cas de phthisie tuberculeuse. Ils prescrivent un traitement approprié, tout en prévenant la famille que l'état de la patiente était des plus graves.

A partir de ce moment, le mal ne va qu'en empirant. La malade reste toujours dans un état particulier d'indifférence pour ceux qui l'entourent; on est forcé de la nourrir. Pendant plusieurs jours, elle reste sans connaissance et elle est déclarée perdue par ses médecins, qui reconnaissent l'inutilité de leur intervention. C'est dans cet état que le 9 mars 1881, elle est portée dans les salles de M. Dieulafoy, à l'hôpital Saint-Antoine.

Etat actuel. — La malade, plongée dans un état semi-comateux, porte souvent les mains à la tête, pousse des soupirs et des gémissements plaintifs. On est obligé, avant d'obtenir une réponse, de lui adresser pluieurs fois la même question. De plus, ses paroles sont incorrectes, lentes et dénuées de tout sens. Les yeux sont à demi-clos; blépharoptose droite; l'ouïe est obscure du côté droit; point de syphilides ni de cicatrices sur le corps; la pression sur la clavicule, sur le sternum est douloureuse. A l'examen de la bouche, l'on voit une division profonde, médiane du voile du palais. La luette, atrophiée, est inclinée à droite. Pendant la déglutition, sortie des liquides par l'orifice antérieur des narines. Point d'autres traces d'ulcération du pharynx.

Poumons. — Dans une région nettement circonscrite, présentant à peu près l'étendue de la paume de la main, à droite comme à gauche, et occupant la fosse sous-épineuse, l'on entend des râles sous-crépitants à bulles peu humides et moyennes; l'on perçoit, en outre, un souffle caverneuleux. Matité de cette région.

Pas d'antécédents tuberculeux.

Diagnostic. — Tumeur gommeuse de la base du cerveau; probablement sclérose méningée.

Gomme du poumon. Ancienne perforation syphilitique du voile du palais.

Traitement. — 1° Iodure de potassium, 1 gr. 50.

2° Frictions mercurielles, avec 4 grammes d'onguent napolitain.

3° Potion avec chlorate de potasse.

14 mars. Stomatite mercurielle; les gencives sont rouges et congestionnées; la langue est recouverte de muguet. On suspend le traitement spécifique, et on ordonne un collutoire avec du bicarbonate de soude. Deux jours après, le muguet a disparu, et le traitement antisyphilitique est repris le 9 mars. La somnolence est moins accusée. Bien

qu'elle réponde aux questions qui lui sont adressées, la malade n'a pas encore toute sa lucidité d'esprit et ne sait pas où elle se trouve.

Traitement. — Iodure de potassium, 5 gr. Frictions mercurielles. Potion au chlor. pot.

23 mars. Les facultés intellectuelles reviennent peu à peu. Le souvenir d'avoir été traité autrefois par l'iodure de potassium à cause de sa perforation du voile du palais n'échappe pas à la malade. Les mouvements lui sont plus faciles. Toujours de la blépharophose à droite. De ce côté, l'œil est complètement immobile. L'ouïe du côté droit est encore obscure. La nourriture est demandée. On continue le traitement vec l'iodure de potassium.

Le 28. L'amélioration s'accentue progressivement. La malade commence à pouvoir tenir sa cuiller et à manger seule. Presque plus de somnolence. Il persiste encore de la céphalée. Même traitement : iodure de potassium, 8 gr.

2 avril. La céphalalgie persiste ; elle est moins vive cependant. La toux a disparu, ainsi que les douleurs thoraciques. Gingivite légère. On suspend le traitement spécifique pendant quelques jours.

A la percussion du thorax, au lieu de matité dans les fosses sus-épineuses, on constate à peine de la submatité. L'auscultation ne fait plus entendre aucun râle ; la respiration est bronchique.

Le 15. Le traitement antisyphilitique est repris à haute dose, et, à partir de ce moment, l'amélioration va en s'accentuant très notablement. Les douleurs de tête diminuent en intensité et en durée ; les forces reviennent ; embonpoint.

1er mai. La malade qui commence à se lever a une marche incertaine ; elle garde l'équilibre difficilement dans la station debout. Elle sort quelques instants dans le jardin pendant la journée. Les élèves qui ont à peine vu la malade depuis son entrée à l'hôpital et qui n'ont pas suivi les leçons quotidiennes de notre maître, la reconnaissent à peine.

8 mai. L'amélioration continue, avec le traitement. Elle marche aujourd'hui avec assurance, sans l'aide d'un bâton. Elle demande à quitter l'hôpital. Nous lui conseillons de continuer son traitement chez elle.

Les fosses sous-épineuses ne fournissent plus à notre examen aucune trace de lésion pulmonaire. Il n'existe plus ni matité, ni submatité, ni souffle, ni râles dans les points primitivement atteints.

Plusieurs fois nous avons revu cette malade dans le courant de l'année, et le 15 décembre dernier pour la dernière fois. Sa santé se maintient bonne ; le fonctionnement de tous les organes, des poumons particulièrement, est régulier.

Réflexions. — L'infection syphilitique n'est pas nettement établie, les accidents secondaires ont passé inaperçus ; mais n'existe-t-il pas dans la cavité buccale une lésion qui indique la syphilis? De plus à plusieurs reprises et sur les conseils de plusieurs médecins l'iodure de potassium a été employé. Il s'agit d'une femme qui a toujours été bien portante jusqu'à l'âge de 27 ans et dont les parents ne sont pas tuberculeux. Elle présente des deux côtés, mais dans une région nettement circonscrite et qui ne dépasse pas l'étendue de la paume de la main des signes cavitaires; ceux-ci paraissent avoir leur siège dans le tiers moyen du poumon, siège de prédilection de la syphilis pulmonaire pour certains auteurs. Ainsi, concomitance d'une perforation palatine, usage antérieur de l'iodure de potassium conseillé par plusieurs médecins et existence de signes cavitaires sans antécédents de tuberculose dans une région bien limitée autre que le sommet, telles étaient les raisons qui avaient porté à diagnostiquer une gomme pulmonaire avant qu'aucune médication spécifique ne fût instituée. Nous n'insisterons pas sur la confirmation éclatante donnée à ce diagnostic par le traitement antisyphilitique, par la disparition rapide et simultanée des accidents cérébraux et des troubles pulmonaires.

Dans cette observation il est question de « douleurs excessivement vives, qui de la région précordiale se répandaient dans toute la moitié gauche de la cavité thoracique. » On peut se demander si ces douleurs, dont le siège est particulièrement la région précordiale et qui sont accompagnées de céphalalgie, de vertiges suivis de phénomènes cérébraux plus graves, ne seraient pas le résultat d'une congestion ou d'une compression du pneumogastrique au niveau du bulbe peut-être. Elles ne nous paraissent pas devoir être rapprochées du POINT DE COTÉ noté dans un grand nombre de faits publiés sous le titre de phthisie ou de pneumonie syphilitique. Ce point de côté assez fréquent, tenace est plus intense pendant l'inspiration.

II.—*Symptômes locaux.*

La dyspnée, la toux, l'expectoration, les hémoptysies, le point de côté s'accompagnent d'autres phénomènes qu'un examen attentif seul révèle. Remarquons que la syphilis déterminant l'infiltration, la rétraction du poumon ou la formation de cavernes, les symptômes physiques des altérations du parenchyme pulmonaire sont analogues aux symptômes des processus morbides de pneunomie chronique, de tuberculose, de cancer. Ainsi la percussion donnera de la submatité ou de la matité ; la palpation révèlera des modifications dans la transmission des vibrations thoraciques et par l'auscultation on trouvera un affaiblissement ou une absence de murmure vésiculaire, quelquefois du souffle ou seulement une respiration soufflante, une expiration prolongée. S'il s'agit de gommes en voie de ramollissement l'auscultation fera entendre des craquements, des râles plus ou moins humides. Dans d'autres circonstances au lieu des signes physiques d'infiltration, la percussion et l'auscultation fournissent des signes cavitaires (matité, souffle caverneux, gargouillement) ; il est indubitable, qu'il s'agit là d'une production gommeuse ayant donné lieu après son ramollissement à la formation d'une cavité au sein du tissu pulmonaire.

Dans deux observations, publiées par Sacharjin (Berliner klinische wochenschrift, 1878), on trouve précisément mentionnés à peu près tels que nous les avons décrits, les signes physiques d'une infiltration pulmonaire à une période antérieure à celle de la formation des cavernes gommeuses Il convient de rapprocher des observations précédentes celle dont M. le professeur Fournier donna lecture à l'Académie de médecine, séance du 19 novembre 1879, mais ici, les lésions sont plus avancées et l'état général est profondément troublé.

Observation XIII.

Phagédénisme tertiaire du pied. — Phthisie syphilitique simulant la phthisie commune; traitement spécifique. Guérison, par le Dr Fournier, médecin de l'hôpital Saint-Louis.

(Bull. Acad. méd., 1879, et Annales de dermatologie et de syphiligraphie, 1879.)

Le 13 juillet 1873, arriva à l'hôpital de Lourcine, se trainant plutôt que marchant, une femme jeune encore de l'aspect le plus cachectique. Emaciation générale, visage exprimant la souffrance et l'épuisement. Peau jaunâtre sèche et terreuse. Prostration des forces ; pouls remarquablement faible. En un mot habitus, et tous les symptômes d'un dépérissement voisin du marasme.

Tout d'abord l'attention fut attirée vers une grave lésion du pied. Au dire de la malade « une sorte de bouton croûteux apparut il y a un an sur le gros orteil ; puis plaie vive prenant une rapide extension, détruisant le deuxième, puis le troisième, puis une partie du quatrième orteil, lesquels se détachaient spontanément en laissant à nu « des bouts d'os ». Affaiblissement progressif; pour se donner « du cœur à l'ouvrage cette femme » sobre d'habitude s'adonne à l'alcool.

Actuellement (19 juillet), énorme ulcère phagédénique occupant toute l'extrémité du pied de la face plantaire à la portion antérieure du métatarse et du bord externe du premier orteil au bord interne du cinquième. Gros orteil profondément entaillé sur sa moitié externe; deuxième et troisième orteils presque absolument anéantis ; quatrième détruit aux deux tiers ; cinquième à peu près intact, sauf sur sa face interne largement ulcérée. L'ulcération mesurant 10 centimètres transversalement sur 3 à 8 de hauteur offre le plus détestable aspect : bords taillés à pic ; fond extrêmement inégal, anfractueux, creusé de valonnements profonds, violacé et sanguinolent sur la plus grande partie de sa surface ; ailleurs, blanc grisâtre, pultacé, semé d'îlots verdâtres ou même noirs et manifestement gangréneux. Ichor liquide sanieux, odeur insupportable. Tout autour, large auréole rouge, œdème-érysipélateux qui tuméfie considérablement le pied et remonte en s'atténuant jusqu'aux malléoles.

Diagnostic. — Phagédénisme spécifique. Quelques années auparavant, plaques muqueuse à la vulve et à la gorge « boutons sur le corps »; Maux de tête nocturnes, alopécie : mais alors aucun traitement ou fort peu ; misère, alimentation insuffisante.

Traitement. — Iodure de potassium,frictions mercurielles, 4 grammes sous les aiselles. Pansement local avec Vigo cum mercurio. Après quarante jours de ce traitement, cicatrisation complète.

Nous allons transcrire textuellement la suite de cette remarquable communication :

La malade, ai-je dit, se présentait avec un aspect des plus cachectiques. Cet aspect, ce n'était pas évidemment la lésion locale qui, seule, pouvait en rendre compte. A priori il était permis de supposer, on devrait même supposer qu'une détérioration aussi profonde de l'organisme se rattachait à quelque lésion intérieure, viscérale.

Quelle était cette lésion ? Cela restait à découvrir. Or, de par l'habitus général, de par les commémoratifs, un soupçon se présentait tout d'abord, et c'était naturellement celui d'une tuberculose pulmonaire. Au-dessus de toute contestation possible, notre malade avait l'allure, la physionomie d'une syphilitique.

En second lieu, la présomption, déduite de l'habitus extérieur, trouvait immédiatement un appoint formel dans certains troubles accusés par la malade, qui disait tousser avec quintes intenses depuis plusieurs mois, qui expectorait en abondance des crachats verts et purulents, qui souffrait d'oppression, d'anhélation avec points de côté fréquents, qui de plus, se plaignait d'accès fébriles, de sueurs nocturnes profuses, qui ne mangeait plus, ne digérait plus, etc., etc ; tous symptômes dont la signification paraissait peu douteuse.

Troisièmement enfin, l'examen physique du thorax achevait de diriger le diagnostic dans le même sens. La percussion et l'auscultation, en effet, nous révélaient ceci : au sommet gauche (là seulement, il est vrai, le reste du poumon paraissait indemne), matité assez étendue, soit en avant, soit en arrière, et matité bien nette, bien accentuée, avec perte absolue d'élasticité sous le doigt ; au même niveau, souffle rude, intense, et véritablement caverneux ; en plus, râles caverneux, gargouillement à grosses bulles après la toux.

En résumé donc, vous le voyez, messieurs, troubles généraux, troubles fonctionnels locaux, signes physiques, tout concourait à accuser la phthisie pulmonaire.

Et tel fut en effet, je le confesse, le diagnostic auquel je m'arrêtai sans arrière-pensée, j'en fis une poitrinaire, et une poitrinaire au troisième degré avec cavernes. Ce n'est pas cependant qu'à ce moment l'idée d'une affection pulmonaire syphilitique ne me soit venue à l'esprit. J'y pensai tout au contraire, je discutai moi-même avec mes élèves ou avec les médecins qui me faisaient l'honneur de suivre mon service, l'hypothèse d'une infiltration gommeuse, d'une caverne gommeuse. Mais je ne soulevai cette hypothèse que pour l'écarter, tant il me paraissait rationnel dans l'état des choses, au lieu d'invoquer une rareté, une exception qu'aucun signe d'ailleurs ne légitimait, de m'en tenir à ce qu'il y avait de plus simple et de plus probable ; tant ce diagnostic de phthisie commune me paraissait justifié ici et par les causes qui avaient préparé la maladie et par les symptômes soit généraux, soit locaux qui la traduisaient et encore par cette localisation tellement significative (je la jugeai ainsi du moins) des signes physiques au sommet du poumon.

Eh bien je me trompais, et l'évolution ultérieure me le prouva de façon à ne pas me laisser longtemps douter de mon erreur.

Ce qui suivit en effet, à peine le traitement institué, ce fut un amendement presque subit dans les troubles morbides, et ce fut une restauration rapide de la santé, avec atténuation puis disparition des signes physiques de lésions pulmonaires ; ce fut en un mot la plus surprenante et la plus inattendue des guérisons:

Notre malade qui, je le répète à dessein, était absolument cachectique lors de son entrée à l'hôpital, qui était pâle et, plus que pâle, jaune ; qui était extrêmement amaigrie, affaiblie, exténuée, qui n'acceptait plus la nourriture, qui n'avait plus ses règles depuis dix-huit mois ; notre malade, dis-je, dont on eût escompté les jours à brève échéance, se mit soudainement à mieux aller. L'appétit lui revint ; elle mangea et digéra. Son habitus se modifia bientôt ; son visage reprit des couleurs et de la vie ; ses forces se relevèrent, ses règles reparurent ; puis elle se mit à engraisser même et beaucoup, si bien que, trois mois plus tard, la métamorphose était complète. La malade alors, positivement, était méconnaissable. Finalement, lorsquelle nous quitta en novembre, c'est-à-dire après un séjour de quatre mois, c'était une femme grosse, grasse, absolument bien portante, ayant repris toutes ses fo ces, toute sa santé première.

Ajoutons que nous l'avons revue depuis lors à plusieurs reprises, et toujours dans le même état florissant.

Ce n'est pas tout. En même temps que s'amendait de la sorte l'état général, les lésions locales du poumon subissaient une modification parallèle, modification doublement attestée et par l'atténuation des troubles fonctionnels et par l'effacement des signes physiques.

D'autre part, en effet, après quelques semaines de traitement, l'oppression et les points de côté se dissipaient pour ne plus reparaître, la toux diminuait dans une proportion considérable, et l'expectoration devenait infiniment moins abondante, moins purulente aussi et plus catarrhale.

D'autre part, la matité du sommet allait s'atténuant comme étendue et comme qualité du son. Le souffle baissait d'abord d'intensité et de rudesse, puis s'effaçait complètement. Les râles devenaient moins nombreux et moins gros. Dans l'espace de six semaines environ, les signes physiques se réduisirent à quelques craquements et quelques râles sous-crépitants disséminés. Plus tard encore, le changement fut absolu. Et lorsque nous revîmes la malade après plusieurs mois, il fallait véritablement une auscultation minutieuse pour trouver des indices minimes de la lésion, à savoir : tout au plus, un léger degré de rudesse relative de la respiration, avec quelques très rares craquements secs, perceptibles seulement après la toux. Rien autre, rien de plus ne persistait des signes antérieurs.

III. — *Symptômes généraux.*

De cette observation il résulte clairement qu'à une certaine période la syphilis du poumon détermine plus que des symptômes locaux, elle retentit sur l'organisme tout entier. On observe alors tous les SYMPTOMES GÉNÉRAUX d'une phthisie à un degré avancé. Ce sont des accès fébriles revenant tous les soirs ou pendant la nuit et s'accompagnant de sueurs plus ou moins profuses ; la fièvre est quelquefois continue avec des exacerbations vespérales ; d'autre part ce sont des troubles de la nutrition, caractérisés par de l'amaigrissement, de la décoloration des téguments ; la peau présente souvent alors une teinte jaune sale. Ces troubles de la circulation et de la nutrition s'accompagnent d'anorexie, de dyspepsie et de diarrhée.

Ainsi la syphilis, en agissant directement sur le poumon. peut altérer l'organisme au point de produire tous les symptômes d'une cachexie avancée, d'une véritable phthisie pulmonaire, mais d'une phthisie particulière, spécifique qu'il importe de ne pas confondre avec la phthisie tuberculeuse.

MARCHE. — En général, les symptômes apparaissent dans l'ordre que nous les avons indiqué, c'est-à-dire que la syphilis du poumon se manifeste d'abord par des troubles fonctionnels accompagnés de modifications du parenchyme pulmonaire, qui sont perçues plus ou moins rapidement à l'aide de la palpation, de la percussion et de l'auscultation. Enfin, à une période, qui ne peut être fixée exactement, surviennent les troubles de la nutrition et la cachexie terminale. La mort arrive, mais au bout de longs mois; une ou deux années (Fournier) se sont écoulées généralement avant que la vie du malade ait été menacée. L'évolution de la phthisie spécifique, comme l'a fait remarquer M. Fournier, est moins hâtive que celle de la phthisie commune. Cependant, il n'en est pas toujours ainsi ; on a vu dans certains cas les phénomènes généraux apparaître, pour ainsi dire d'emblée, dès le début de la maladie et compromettre ainsi très rapidement la vie des malades. Il s'agirait alors, d'après M. Landrieux de lésions syphilitiques diffuses. C'est la variété clinique la plus grave des pneumopathies syphilitiques. Il en est une autre sur laquelle Bazin a insisté et qu'il a eu le tort de considérer comme absolument unique. « Les individus atteints de phthisie syphilitique se promènent comme des gens en bonne santé, ils crachent peu, le liquide rejeté par l'expectoration est grisâtre, et peut-être le microscope y ferait découvrir des cytoblastions et des globules polyédriques qu'on a signalés comme appartenant aux tumeurs gommeuses. La voix et la dyspnée sont généralement peu prononcées (Bazin, sur la syphilis et les syphilides). » Nous l'avons déjà dit, cette variété symptomatique existe, mais, à côté d'elle, deux autres prennent place. Nous avons parlé de la première ; la troisième comprend les cas qui ont été appelés *latents*. Il existe incontestablement des exemples d'altérations pulmonaires syphilitiques, circonscrites, qui, pendant la vie, n'ont donné lieu qu'à des signes locaux à peine perceptibles. MM. Ranvier et Cornil, dans une épidémie de choléra ont eu l'occasion de rencontrer ainsi plusieurs fois des gommes dans les poumons d'individus syphilitiques et qui antérieurement ne s'étaient plaints aucunement de phénomènes pulmonaires.

CHAPITRE IV

DIAGNOSTIC

Nos connaissances sur la syphilis du poumon sont encore bien limitées ; cela tient aux difficultés nombreuses qui empêchent de la distinguer des autres affections pulmonaires, qui donnent lieu à des lésions analogues. Anatomiquement les processus syphilitiques ne sont pas toujours assez caractéristiques pour permettre dans tous les cas, par leur aspect seul, de différencier ce qui dans certaines lésions pulmonaires doit être attribué à la syphilis et ce qui réellement appartient à la tuberculose, à la pneumonie chronique, au cancer. Mais si le diagnostic est difficile, au point de vue anatomique, nos connaissances sont encore plus insuffisantes quand il s'agit de constater et d'affirmer au lit du malade l'existence d'une affection pulmonaire syphilitique. Etant donné un cas de phthisie commençante, comment reconnaître s'il s'agit bien d'une infiltration spécifique?

Certainement, il n'est pas inutile de tenir compte des commémoratifs, mais c'est ici le cas de se défier du « post hoc, ergo propter hoc ». Nulle part ailleurs, dit Rollet, que dans la syphilis pulmonaire, les antécédents exacts, l'ordre chronologique, les troubles spécifiques, la marche, la succession et le résultat de la thérapeutique ne peuvent être d'une importance si décisive pour confirmer la nature de la maladie. D'autre part, pour Grandidier, le diagnostic doit être porté avec une extrême réserve ; si la syphilis cérébrale et la syphilis hépatique peuvent être reconnues assez facilement, il est loin d'en être de même de la syphilis pulmonaire. « Néanmoins, dans bien des cas, même pendant la vie, on peut l'admettre au moins comme très probable. »

C'est particulièrement avec la tuberculose que la confusion est fréquente. De là le précepte suivant, formulé par M. le professeur Fournier : « Une lésion pulmonaire étant donnée, quelque ressemblance que cette lésion puisse affecter ave la tuberculose, il faut songer à la syphilis et examiner le malade à ce point de vue spécial. » La plupart du temps, nous devons le reconnaître, le diagnostic de « syphilis du poumon » est rétrospectif ; le traitement spécifique, à défaut de signe pathognomonique, en est le critérium par excellence. Néanmoins il ne faut pas oublier combien certaines autres considérations peuvent être utiles. Si les phénomènes qui révèlent une infiltration douteuse du poumon sont associés à des manifestations syphilitiques (exostoses, onyxis, sarcocèle, gommes, perforation du palais, laryngite, cachexie spécifique), « on est mis de suite en éveil » (Fournier). Il convient en outre de constater le siège et l'étendue de la lésion. « Une particularité doit être notée ; elle est caractéristique de l'infiltration pulmonaire syphilitique et d'une extrême importance pour la distinguer de l'infiltration tuberculeuse, de la pneumonie caséeuse » (Grandidier). Par ces paroles M. Grandidier fait allusion à la localisation spéciale de la syphilis pulmonaire. Pour lui, elle n'occupe jamais uniquement le sommet. Mais en revanche, sur 30 cas il aurait observé 27 fois une infiltration limitée au lobe moyen du poumon droit ; deux fois celle-ci s'étendait au sommet ; une fois seulement le poumon gauche était atteint. « Il résulte de là qu'en présence de signes cavitaires ou d'une infiltration limitée au lobe moyen du poumon droit, le diagnostic de syphilis pulmonaire doit être porté sans restriction, quand même toute autre manifestation syphilitique ancienne ou actuelle ferait défaut » (Grandidier, Berliner Klinische Wochenschrifft, 1875, page 195).

Il nous semble que l'opinion de Grandidier avant d'être admise doit s'appuyer sur des nouveaux faits ; actuellement, il est impossible d'être aussi absolu. Il n'est peut-être pas permis davantage de dire avec Rollett (Wiener med. Presse, 1878) : « Le lobe moyen du poumon, particulièrement du poumon droit, paraît être le siège de prédilection de la syphilis du poumon ». Que la présence de lésions syphilitiques au tiers moyen soit plus caractéristique, en ce sens que la confusion avec le tubercule n'est pas aussi facile, que si le siège est le sommet, personne ne le contestera. Mais en parcourant notre tableau synoptique on remarquera aisément que la syphilis pulmonaire n'a pas pour le lobe moyen une prédilection telle que semblerait l'indiquer la proportion donnée par Grandidier. On verra de plus qu'elle affecte assez fréquemment le sommet et la base de telle sorte qu'il ne nous paraît pas nettement démontré qu'une portion du poumon soit beaucoup plus souvent touchée qu'une autre par la syphilis. Il n'en reste pas moins acquis que le processus syphilitique, à l'inverse de ce qui se passe dans la tuberculose, n'a pas de prédilection pour le sommet.

Que la lésion soit unilatérale, qu'elle n'occupe pas le sommet, qu'elle corresponde plutôt au tiers moyen du poumon, qu'elle soit nettement circonscrite et en même temps avancée (matité, gargouillement, souffle caverneux), ce sont autant de circonstances qui doivent, suivant M. le professeur Fournier, la rendre suspecte. Nous l'avons déjà dit, en effet, dans la tuberculose la lésion a un siège de prédilection : c'est le sommet ou plutôt les sommets, car au moins à une période avancée, celle-ci est bilatérale. La tuberculose en outre évoluant par poussées successives, il en résulte qu'en même temps que de gros râles humides, du souffle caverneux ou amphorique, l'auscultation fera entendre souvent dans un poumon tuberculeux d'autres signes caractéristiques d'une infiltration moins avancée. On sait aussi que les tubercules peuvent se développer chez des personnes qui ne présentaient aucune prédisposition pour la diathèse tuberculeuse, mais que le plus souvent ils sont le résultat de l'hérédité.

Notons de plus un rétrécissement du diamètre supérieur de la poitrine chez les tuberculeux ; chez eux aussi, même en l'absence de lésion appréciable, il est de règle de voir survenir des troubles profonds de la nutrition (dyspepsie, vomissements, diarrhée, amaigrissement). « Du moment, disait Gubler, que malgré des lésions locales sérieuses, la nutrition reste intacte, l'attention doit être éveillée et dirigée vers la possibilité d'un mode anormal de processus pathologique, s'opérant dans le parenchyme pulmonaire. »

Quant aux lésions syphilitiques concomitantes du larynx auxquelles Schnitzer accorde une valeur considérable, nous nous permettrons de faire remarquer combien elles sont loin d'être constantes, si l'on en juge d'après les faits publiés jusqu'à ce jour. Peut-être, il est vrai, l'attention des praticiens étant dirigée de ce côté, l'examen laryngoscopique pourrait-il aider puissamment au diagnostic. En effet, dans les cas observés par Schnitzer, la coïncidence de la syphilis laryngée et de la syphilis pulmonaire paraît indubitable, mais un peu plus de précision serait à désirer dans l'exposé de modifications du parenchyme pulmonaire révélées par l'auscultation et la percussion.

En somme, le diagnostic des affections syphilitiques des poumons ne s'appuie jusqu'à présent sur aucun symptôme pathognomonique, mais sur la réunion de plusieurs signes ; il se fonde, dit Bazin, sur les symptômes physiques, principalement sur les antécédents des malades, les élsions concomitantes et sur leur époque d'apparition, car les manifestations syphilitiques ne se montrent pas au hasard, mais suivant un ordre déterminé.

CHAPITRE V.

ÉTIOLOGIE.

« Je ne sais jusqu'à quel point, malgré les traitements les plus rationnels et les mieux suivis, on n'est jamais débarrassé de l'influence syphilitique. Quoi qu'on fasse, il reste toujours quelque levain susceptible, chez certains malades, de se développer après un temps plus ou moins long. On peut, vingt, trente et même quarante ans après une guérison apparente de la syphilis, voir paraître de nouveaux accidents. » (Ricord. Acad. med., 1853.)

Sous quelle influence se développent ces accidents? Dans quelles conditions d'âge, de tempérament, de régime, de milieu, les viscères, le poumon entre autres, deviennent-ils le siège de lésions spécifiques? Pourquoi le virus syphilitique concentre-t-il son action ici sur le cerveau, le foie, le testicule, le poumon, la rate, les reins, le pancreas, là sur les téguments et sur les muqueuses? Ce sont là des questions encore à résoudre et auxquelles il nous est par conséquent impossible de répondre.

On connaît cependant l'opinion de MM. Bassereau, Diday, Langlebert, qui attribuent les manifestations viscérales aux syphilis graves, aux syphilis malignes.

Pour Dubuc, il s'agirait ici uniquement d'une question de prédisposition interne, d'un terrain tout préparé pour le développement, la localisation de la syphilis.

« Laissant de côté toute série théorique, il y a lieu de se demander si les éruptions de la peau ne sont pas un préservatif par rapport aux manifestations ultérieures. » (Lancereaux.)

Ainsi, M. Lancereaux paraît disposé à croire que des manifestations graves de la syphilis secondaire préserveraient des manifestations profondes de la période tertiaire.

Les altérations spécifiques du poumon, comme celles des autres viscères, s'observent à une période éloignée du début des accidents syphilitiques; ce sont des manifestations tertiaires. Ainsi, elles apparaissent de deux à quatorze ou quinze ans en général après l'apparition du chancre ; dans le cas de Chvosteck, l'infection datait de vingt-trois ans. Gamberini (de Bologne), dans une observation récente, rapporte l'histoire d'un malade, qui, à peine deux mois après l'accident primitif, aurait été atteint d'une affection pulmonaire, à marche rapide, et qui céda en quelques semaines sous l'influence d'un traitement spécifique. Certains auteurs avaient déjà signalé des phénomènes thoraciques dans le cours de la période secondaire et les rapportaient à une éruption vésiculeuse sur la muqueuse bronchique; mais ces faits, jusqu'à présent, n'ont pas été confirmés.

Il n'est pas encore démontré que pendant la période secondaire, on puisse réellement observer des affections spécifiques du poumon. A titre d'exception nous devons mentionner une observation publiée en 1875 par M. Mauriac, dans les Annales de dermatologie et de syphiligraphie. Il s'agit d'un malade, syphilitique depuis un an et dont les poumons présentaient à l'autopsie des lésions syphilitiques douteuses. Ce serait là une de ces manifestations syphilitiques profondes et précoces, sur lesquelles M. Mauriac a appelé l'attention. (Voir Ann. de derm. et syp., 1874-75.)

Le sexe a peut-être une certaine influence sur le développement des pneumopathies spécifiques ; dans les 75 observations que nous avons pu réunir, nous comptons parmi les malades 47 hommes et 28 femmes.

Nous ne reviendrons pas sur les pneumopathies résultant d'une syphilis héréditaire ; nous savons que d'après M. Parrot elles sont presque toujours congénitales, qu'elles apparaissent parfois un peu plus tard, se manifestant alors sous forme de broncho-pneumonie spécifique. Cependant M. Lancereaux a fait connaître, en 1864, l'observation d'une femme âgée de 41 ans, qui était atteinte de syphilis pulmonaire et l'infection semblait être héréditaire. « J'ai vu, dit d'autre part M. Ricord, des syphilis héréditaires ne se montrer que 40 ans après la naissance. De même qu'on peut rester 20 ans sans éprouver aucune manifestation syphilitique, des enfants ne peuvent-ils pas, quoique vérolés, vivre pendant des années sans être malades d'une façon apparente ? »

Quant à la fréquence de la syphilis pulmonaire, elle nous semble impossible à déterminer. Si l'on en juge d'après le nombre des observations connues jusqu'ici, elle serait une manifestation rare de la syphilis ; mais combien de fois les pneumopathies syphilitiques ont-elles passé inaperçues, combien de fois n'ont-elles pas été confondues avec la tuberculose !

CHAPITRE VI.

PRONOSTIC. — TRAITEMENT.

Si nous jetons les yeux sur le tableau synoptique ci-joint, nous voyons que, dans trente-sept cas, la guérison fut obtenue, et que dans les trente-huit autres la mort a été la terminaison.

Le pronostic de la syphilis du poumon est donc grave, grave surtout parce qu'elle s'accompagne d'autres manifestations viscérales le plus souvent, et que ces lésions, relativement rares, ne surviennent qu'à une période avancée de la maladie, alors que la débilité de l'organisme est déjà très grande. Le pronostic est bien plus sérieux encore quand, aux altérations pulmonaires, s'ajoute la dégénérescence amyloïde des principaux organes. On observe alors une tuméfaction du foie et de la rate, de l'œdème, de l'albuminurie et un aspect cachectique des plus accentués. Mais heureusement il n'en est pas toujours ainsi ; le plus souvent les résultats thérapeutiques compensent très puissamment la gravité du pronostic. Celui-ci est d'autant moins grave que la lésion est plus circonscrite, que l'état général est moins altéré. L'observation 13, de M. Fournier, prouve bien que les lésions pulmonaires de la syphilis sont curables, non seulement dans leurs formes bénignes et au début, mais qu'elles peuvent guérir aussi dans les cas d'infiltration très étendue, même en voie de ramollissement. La guerison est encore possible à la période des excavations, elle peut être espérée même chez les malades les plus épuisés, les plus cachectiques. Le succès prodigieux de la thérapeutique ne doit pas trop surprendre, Ricord n'a-t-il pas dit qu'avec la vérole il n'est jamais rien de désespéré, et que « tout est possible avec elle, comme guérison, même l'impossible quelquefois. »

Quelle est donc la médication qu'il convient d'employer ?

Comme il s'agit d'une affection qui reconnaît essentiellement pour cause la syphilis, le traitement le plus efficace sera évidemment celui qui aura pour base des préparations antisyphilitiques.

La syphilis du poumon, de même que toutes les manifestations syphilitiques tertiaires, réclame l'emploi de l'iodure de potassium ou de sodium (Gamberini). D'une efficacité incontestable dans les autres lésions viscérales, son utilité n'est pas moins bien manifeste, quelquefois même surprenante ici. On administre l'iodure à des doses successivement croissantes (2, 4, 6, 8 gr. par jour) ; si des accidents surviennent, on le supprime pour le reprendre quelques jours après. Souvent, bien qu'il s'agisse d'une affection syphilitique profonde, les préparations mercurielles sont également prescrites. M. Fournier préconise l'emploi simultané de l'iodure de potassium à l'intérieur, et des frictions mercurielles.

Le mercure, dans certains cas, a paru plus utile que l'iodure. Dans les observations de Sacharjin, il est mentionné que l'usage du mercure a été rapidement suivi de succès ; l'iodure de potassium, par suite d'un usage continu depuis de longues années, était devenu absolument inutile.

La médication spécifique doit être très prolongée, employée pendant des semaines, des mois....

Un traitement local consistant en vésicatoires, révulsifs, etc., accompagnera ou alternera avec le traitement général.

Il est à peine besoin de le dire, les malades doivent, comme dans les affections thoraciques à marche chronique, se trouver dans des conditions hygiéniqnes excellentes, avoir une alimentation réparatrice. L'iodure de fer (Thompson, Schnitzer), l'huile de foie de morue, sont indiqués. A une période ultérieure, l'exercice, l'hydrothérapie, les eaux sulfureuses (Grandidier) rendent de grands services.

TABLEAU SYNOPTIQUE

AUTEURS.	SEXE.	AGE.	DÉBUT.	ANTÉCÉDENTS.	SYMPTOMES.	TERMINAISON	LÉSIONS.
1 RICORD 1844	H.	»	»	Ecorchures à la verge quelques années auparavant. Affections cutanées de formes diverses.	Signes fonctionnels et symptômes généraux et locaux (gargouillement, pectoriloquie) de phthisie pulmonaire.	Mort.	Aucun tubercule. Poumon gauche. Au milieu du lobe supérieur cavernes à parois inégales, recouvertes de matières pultacées. Trois gommes dans le foie. Une dans le jambier postérieur.
2 RICORD 1844 Iconogr. pl. XVIII	H.	21 ans.	3 ans.	Perforation de la voûte palatine. Exostose du tibia.	Amaigrissement. Fièvre, sueurs nocturnes. Diarrhée.	Mort.	Les poumons présentent à leur surface postéro-latérale des noyaux indurés ; cinq petites cavernes à demi-pleines et contenant une matière pultacée grisâtre dans le poumon gauche.
3 RICORD 1844 Iconog., pl. XXIX	H.	41 ans.	2 ans.	Chancre ; pléiade ganglionnaire ; accidents secondaires. Tubercules ulcérés de la région deltoïdienne et de la verge.	Ulcération qui a succédé à un tubercule de la verge. Hémorrhagie. Pâleur extrême. Etourdissements.	Mort subite.	Cœur hypertrophié, altérations tuberculiformes, constituées par une matière jaunâtre dure. Les poumons offrent à leur base plusieurs tubercules analogues.
4 VIDAL DE CASSIS (Tr. des mal. vénér., 1855).	F.	45 ans.	13 ans.	Chancre au mamelon syphilide. Douleurs ostéocopes.	Oppression. Hémoptysies légères. Pas de toux, pas de sueurs. Pas de fièvre, pas d'antécédents héréditaires de tuberculose. Cicatrices cutanées.	Mort.	Masse indurée, de couleur vert de mer dans les lobes inférieurs. Pas de tubercules.

3 VIRCHOW (Syph. constitut., 1860, trad. Picard).	H.	41 ans	14 ans.		Dyspnée intense. Œdème des extrémités inférieures.	Mort.	Myocardite, endocardite et péricardite gommeuses. Poumon droit, bleuâtre, compacte, peu aéré. Coloré en gris bleu dans son lobe inférieur. Cicatrices ardoisées au sommet du poumon gauche.
6 MESCHEDE (Arch. gén. méd., t. IX, 1867).	H.	36 ans.	2 ans.	Chancre induré. Accidents secondaires. Ulcérations aux deux jambes.	Amaigrissement. Etat général mauvais. Exanthème sur la face dorsale des mains. Ulcérations aux membres inférieurs.	Mort.	54 ulcérations de l'intestin grêle. Foie petit, pâle. Rate ramollie. Dans le lobe supérieur des poumons, nodosités gélatineuses de la grosseur d'une noisette.
7 HUTCHINSO et JACKSON (Med. Times, 1862)	H.	48 ans.	»	Pas de cicatrices à la surface du corps ni aux organes génitaux.	Douleurs dans les membres. Impossibilité de marcher. Cachexie.	Mort.	Carie du frontal. Dépôts blancs en voie de ramollissement dans le foie, les poumons et la rate.
8 LANCEREAUX (Gaz. hebd., 1864)	F.	45 ans.	»	Accidents syphilitiques manifestes.	Ulcérations dans le pharynx. Lésions des amygdales, du tibia. Erysipèle.	Mort.	Lésion caractéristique du foie. Parenchyme pulmonaire au lobe inférieur gauche devenu fibreux. Là, petites tumeurs saillantes, grisâtres, avec une zone indurée périphérique.
9 LANCEREAUX (Gaz. hebd., 1864)	F.	47 ans.	»	Maux de gorge. Menace de cécité, surdité. Alopécie. Douleurs intenses partout. Vertiges. Hémoptysies les 2 années précédentes.	Dents bicuspides. Alopécie. Pâleur Matité à la partie supérieure et interne de la mamelle avec souffle caverneux et gros râles. Amaigr. Marasme.	Mort.	Plusieurs cavités à parois lisses, de la grosseur d'un œuf de pigeon au milieu de tissus indurés, dans le lobe moyen à droite. Pas de tubercules. Lésions syph. du foie.

AUTEURS.	SEXE.	AGE.	DÉBUT.	ANTÉCÉDENTS.	SYMPTOMES.	TERMINAISON	LÉSIONS.
10 VILKS. (Transact. of the path. soc. of London, t. IX, p. 55).	H.	»	»	Le malade est un marin, qui débarque et meurt sans parler.	»	Mort.	Ulcérations du larynx et de la trachée. Gommes du foie. Dans le lobe supérieur des poumons, tumeurs analogues à celles du foie.
11 E. LEUDET (Moniteur des sc. méd., 1660).	H.	35 ans.	Chancre lorsqu'il était tout jeune encore.	Les accidents secondaires n'ont pas été remarqués.	Amaigrissement. Perte des forces. Apyrexie. Pas de sueurs. Toux. Dyspnée. Expectoration peu abondante. Sommet gauche : inspiration rude, expiration prolongée. matité. Sarcocèle syphilitique.	Guérison.	»
12 LANCEREAUX 1866 (Traité de la syph.)	H.	42 ans.	Chancre et blennorrhagie il y a quelques années.	Accidents secondaires.	Air hébété. Parole embarrassée. Pâleur. Toux. Expectoration. A gauche sous l'épine de l'omplate, souffle léger, absence de murmure vésiculaire. Cachexie.	Mort.	Lobe inf. gauche adhère au diaphragme. Deux nodosités à ce niveau. Dureté extrême de tout ce lobe, qui présente trois grandes excavations remplies d'une matière blanche, caséeuse. Lésions spécifiques du testicule.
13 CORNIL (B. Soc. an., série 2, t. VI, 1861).	H.	38 ans.	7 ans.	Chancre induré. Eruptions papuleuses. Psoriasis.	Affaiblissement, maigreur. Pâleur. Plaques muqueuses. Tuméfaction du testicule gauche. Toux sèche. Aggravation de [illegible]	Mort.	Ulcérations laryngées. Au lobe sup. droit deux petites tumeurs dures, au-dessous lame mince de tissu pulmonaire ardoisé et trois petits [illegible]

14 AYNARD (Bull. thérap., 1864).	H.	25 ans.	3 ans.	Chancre. Eruption pustuleuse. Destruction de la luette. Orchite.	Toux fréquente ; hémoptysies. Teinte ictérique. Maigreur. Sueurs. Diarrhée. Signes cavitaires sous la clavicule droite. En arrière et à droite, matité, gros râles muqueux. Onyxis. Symptômes méningitiques.	Guérison.	»
15 SCHUTZENBERGER (Mathias. Th. Strasb , 1865)	H.	52 ans.	»	Tout antécédent syphilitique est nié.	Maigreur. Absence de luette. Piliers postérieurs adhérents à la paroi postérieure du pharynx. Hyperostose du tibia gauche. Symptômes méningitiques.	Mort.	Plus de cordes vocales. Ulcérations laryngées. Pie-mère injectée. Poumon gauche seul altéré offre des noyaux indurés d'un jaune sale de la grosseur d'une noix.
16 PANCRITIUS 1868	H.	32 ans.	9 ans.	Chancre. Eruptions secondaires.	Maigreur. Peau terreuse. Toux sans expectoration. Dyspnée ; orthopnée. Poumon droit, en avant et en arrière, son tympanique, murmure respiratoire affaiblie. Poumon gauche, souffle caverneux et son tympanique en avant.	Mort.	Poumon gauche cirrhotique, présente une cavité à sa partie moyenne. Nodosités d'un blanc jaunâtre, peu nombreuses sur les tractus fibreux qui parcourent la caverne. Poumon droit ratatiné.
17 DUJARDIN-BEAUMETZ (Caz. hôp., 1866)	F.	49 ans.	»	Mariée à 22 ans ; deux fausses couches. Eruption généralisée sans fièvre. Violentes migraines. Exostose.	Toux Hémoptysies. Sommet du poumon droit, sonorité obscure, râles sous-crépitants nombreux.	Guérison.	»

AUTEURS.	SEXE.	AGE.	DÉBUT.	ANTÉCÉDENTS.	SYMPTOMES.	TERMINAISON	LÉSIONS.
18 BUDD Th. Lacaze, 1870	F.	31 ans.	»	Tout antécédent syphilitique est nié.	Odeur gangréneuse. Oppression, pouls 120. Expectoration Eschare au périnée.	Mort.	Epanchement et fausses membranes à droite ; caverne dans le lobe moyen. Excavations petites dans le poumon gauche. Pas de tubercules. Gommes du foie.
19 PANCRITIUS 1869	F.	36 ans.	»	Tout antécédent syphil est nié.	Toux. Respiration courte ; accès d'oppression le soir ; souffle dans la partie antérieure et droite du thorax ; souffle dans la région interscapulaire.	Mort.	Structure fibreuse du lobe moyen du p droit. Aspect lardacé du foie avec quatre cicatrices. Cicatrice sur la face convexe de la rate.
20 PANCRITIUS 1870	H.	37 ans.	»	Parents bien portants ; chancre induré.	Teint cachectique céphalée. Paralysie faciale du côté gauche et paralysie oculaire. Toux fréquente, sans expectoration. Respiration plus difficile à droite qu'à gauche	Guérison.	»
21 LANDRIEUX (Th. Paris, 1872)	H.	23 ans	8 ans.	Chancre induré. Accidents secondaires. Pas d'antécédents de tuberculose.	Toux, expectoration continuelle ; appétit conservé. Pas de dépression sus ou sous-claviculaire. Légère diminution de la sonorité dans les fosses sus-épineuses. Affaiblissement du murmure respiratoire. En avant et à droite submatité, expiration prolongée.	Guérison.	»

22 GUBLER (Th. Landrieux, 1872).	H.	35 ans.	»	Chancre induré. Pas d'accidents secondaires. Pas d'antécédents de tuberculose.	Toux. Expectoration. Pâleur. Matité, souffle, gargouillement aux deux sommets. Exostose du tibia.	Guérison.	»
23 LAILLER (Th. Landrieux).	H.	?	Chancre à l'âge de 8 ans.	Gomme ulcérée du pharynx. Nécrose des os du nez.	Suffocation. Point de côté. Signes cavitaires du côté gauche à l'incision du tiers sup. et du tiers moyen. Expectoration caractérisée par des masses denses, peu aérées.	Mort.	L'autopsie n'a pas été faite.
24 CUFFER (Bul. soc. anat., 1874).	H.	39 ans.	17 ans.	Chancre induré. Iritis. Pas d'autres accidents consécutifs.	Etat général mauvais. Amaigrissement. Gomme ulcérée très volumineuse de la cuisse gauche.	Mort.	Gommes dans les deux poumons. Gommes du rein. Pneumonie catarrhale et purulente.
25 MAUNOIR (Bull. Soc. anat., 1875).	F.	40 ans.	10 ans.	Accidents secondaires de syphilis, voix enrouée. Accès dyspnéiques.	Hémoptysies; teinte asphyxique. Orthopnée. Sueurs. Signes d'affection purulente.	Mort.	Petites tumeurs arrondies au sommet des deux poumons, surtout à droite.
26 PANCRITIUS Ueber. Lung. syp.	F.	25 ans.	»	Accidents syphilitiques.	Amaigrissement. Toux, dyspnée. Fièvre. Albuminurie.	Mort.	Infiltration diffuse du tiers moyen du poumon gauche. Nodosités. Cavités.
27 AUFRECHT. (Deutsche Zeitsch. f. prakt. med. 1875)	F.	21 ans.	»	Pas d'antécédents tuberculeux. Roséole, etc.	»	Mort.	Induration de la partie antéro-infér. du lobe sup. gauc. Hépatite et néphrite interstitielle.

AUTEURS.	SEXE.	AGE.	DÉBUT.	ANTÉCÉDENTS.	SYMPTOMES.	TERMINAISON	LÉSIONS.
28 MAUNOURY.	F.	34 ans.	»	»	Toux depuis 14 ans. Point de côté. Râles crépitants aux deux bases. Vomissements. Traits altérés.	Mort.	Péritonite. Foie syphilitique. Cicatrices et nodosités gommeuses dans le poumon.
29 LACAZE (Thèse Paris, 1870).	H	43 ans.	15 ans.	Chancre induré. Syphilides papuleuses.	Toux. Expectoration. Hémoptysies. Amaigrissement. Signes cavitaires à gauche, sous le mamelon.	Guérison.	»
30 LANCEREAUX (Bull. Acad. méd., t. VI, et Ann. der. et syph., 1877).	H.	58 ans.	»	Alcoolisme. Tout antécédent syphilitique est nié.	Céphalalgie; vomissements; hoquet. Paralysie de la jambe droite. Respiration faible aux deux bases.	Mort.	Lésions syphilitiques indubitables du testicule, du cerveau et des poumons.
31 TIFFANY (The Amer. med. Journ., 1877).	H.	25 ans.	»	»	»	Mort.	Poumon gauche dur, élastique. Cavité traversée par des tractus fibreux.
32 TIFFANY (The Amer. med. Journ., 1877).	H.	30 ans.	»	Cicatrices sur le tronc, sur les membres.	Signes d'induration à la partie sup. de chaque poumon. Douleurs ostéocopes.	Mort.	Lésions syphilit. osseuses. Induration des deux poumons.

33 TIFFANY (The Amer. med. journ., 1877).	F.	23 ans.	»	Enfant, mort à 6 mois, de syphilis viscérale.	Amaigrissement. Toux. Syphilides sqameuses. Signes d'infiltration pulmonaire.	Mort.	Poumon gauche infiltré. Poumon droit normal à la base. Cavités. Pas de tubercules.
34 TIFFANY (The Amer. journ., 1877).	F.	60 ans.	»	»	Cicatrices. Carie et épaississement des os de la tête. Nodosités sur les os des memb. supérieurs	Mort.	Poumon droit ratatiné. Poumon gauche volumineux. Pas de tubercules.
35 TIFFANY (The Amer. med., journ., 1877).	H.	20 ans.	»	Syphilis avouée. Cicatrice sur le tronc.	Œdème de la face et des extrémités. Signes cavitaires au poum. gauche.	Mort.	Syphilis du foie. Deux gommes au poumon droit. Infiltration et cavité danr l'autre poumon.
36-47 THOMPSON (The Lancet, 1878)	Douze observations de *phthisies syphilitiques* guéries ou notablement améliorées. — Huit femmes et quatre hommes. — Dans presque tous les cas, signes d'induration (matité, respiration bronchique) aux deux poumons vers le tiers supérieur.						
48 MAC-SWINEY (The Dublin Jour., 1877).	H.	36 ans.	»	Syphilis contractée la 4e année de son mar ; enfants m.-nés. Syphil. cutanées et muqueuses.	Amaigrissement. Toux. Point de côté. Signes d'infiltration pulmonaire et de cavité à droite.	Mort.	L'autopsie n'a pas été faite.
49 CHVOSTECK (Wiener med. Woch., 1877).	H.	46 ans.	23 ans.	Chancre, suivi d'éruptions. Gomme du frontal.	Cicatrices nombreuses, signes d'induration des sommets.	Mort.	Lobe pulm. supérieur gauche infiltré. Poumon droit nodosités gommeuses.

AUTEURS.	SEXE.	AGE.	DEBUT.	ANTÉCÉDENTS.	SYMPTOMES.	TERMINAISON	LÉSIONS.
50 A. VIERLING (Deutsch. Arch. klin. méd., 1878).	H.	44 ans.	12 ans.	Chaucre. Ganglions indurés et tuméfiés. Ecoulement nasal purulent.	Dyspnée, voix altérée. Tirage. Sifflement trachéal. Quelques râles crépitants aux poumons. Accès de suffocation. Trachéotomie.	Mort.	Ulcérations de la trachée et des bronches. Infiltration pulmonaire de forme lobulaire.
51 RAMDOHR (Arch. Heilkunde 1878).	H.	60 ans.	»	Cicatrices du crâne, de la langue et de la corde vocale gauche	»		Cicatrices et tumeurs du foie. Gommes des reins. Poumons ; sommet droit infiltré ; dans le sommet gauche, nodosités.
52 POTERIN DE MOTEL (Union méd., 1878).	H.	35 ans.	»	Eruption vésico-pustuleuse syphilitique.	Dyspnée. Eaux. Sueurs. Craquements humides. Gargouillement surtout vers les sommets.	Guérison.	»
53 SACHARJIN (Berl klin. Woch. 1878).	H.	30 ans.	6 à 7 ans.	Ulcérations serpigineuses. Périostites	Oppression. Douleurs thoraciques. Toux. Fièvre. Au-dessus et au-dessous des clavicules, signes d'induration.	Guérison.	»
54 SACHARJIN (Berl. klin. Woch. 1878).	H.	30 ans.	9 ans.	Ulcérations normales. Périostites depuis 4 ans.	Amaigrissement. Toux. Point de côté. Dyspnée. Matité dans les fosses sus et sous-claviculaires, respiration faible.	Guérison.	»

55 WAGNER (Arch. Heilkunde, 1878), cité par Ramdhor.	H.	28 ans.	4 ans.	Chancre de 1 année suivante rupia. Ostéite crânienne. Cicatrices de la peau.	Affection pulmonaire datant de plusieurs mois et accidents de rétrécissement du larynx.	Mort.	Cicatrices sur le lobe inférieur du poum. gauche qui est induré. Nodules miliaires très petits. Le lobe inf. présente les mêmes altérations du côté droit. Caverne au sommet.
56 FOURNIER (Th. de Belin. Paris, 1879).	H.	26 ans.	3 ans.	Pas d'antécédents de tuberculose. Chancre suivi d'accidents secondaires.	Toux. Amaigrissem. Faiblesse. Dans le 6e espace intercostal gauche; matité circonscrite. Affection cardiaque concomitante.	Guérison.	»
57 C. BELIN (Th. Raris, 1879).	H.	28 ans.	3 ans.	Antécédents de tuberc. héréd. et de scrofule. Chancre et accidents secondaires.	Dyspnée. Amaigrissement. Toux fréq. Sueurs. Douleurs ostéocopes. Poumon droit: en avant, sous la clavicule matité, souffle caverneux et gargouillement dans une région circonscrite.	Guérison.	»
58 HENOP (Deutsch. Arch. klin. med., 1879).	H.	18 ans.	2 ans.	Chancre au prépuce	Fièvre, douleurs thoraciques sous la clavicule droite, signes d'affections catarrhales du poumon. Psoriasis. Ulcérations. Plaques muqueuses.	Mort.	3 masses gommeuses dans le lobe sup. droit, 2 autres dans le lobe médian et quelques-unes dans le lobe infér. Dans le poumon gauche, au tiers moyen, gommes. Foie syphilitique.
59 LANGERHAUS (Virchow's Arch., t. LXXV, p. 184).	H.	17 ans.	»	Toux depuis 6 mois. Voix altérée depuis 3 mois. Tuméfaction inguinale gauche.	Toux. Crachats sanguinolents. Fièvre. Hémoptysies. Matité et signes de catarrhes au sommet droit.	Guérison.	»

AUTEURS.	SEXE.	AGE.	DÉBUT.	ANTÉCÉDENTS.	SYMPTOMES.	TERMINAISON	LÉSIONS.
60 A. FOURNIER (Mém. Acad. méd. et Ann. derm syp. 1879).	F.	Jeune encore.	»	Quelques années auparavant, plaq. muq. à la vulve et à la gorge. Syphilides cutanées. Céphalée.	Cachexie. Symptômes généraux et locaux de phthisie pulmonaire au 3e degré. Phagédénisme tertiaire du pied.	Guérison.	»
61 GOUGUENHEIM (Gaz. des hôp., 13 mai 1879).	H.	45 ans.	»	Troubles oculaires. Ulcères serpigineux et signes de phthisie pulmonaire ; amélioration par un traitement spécifique.	Signes locaux et généraux de phthisie avec excavation dans les deux poumons.	Mort.	Infiltration tuberculeuse du poumon droit. Le poumon gauche présente des lésions très remarquables de phthisie syphilitique. (Gougueheim.)
62 PARLINOFF (Virchow's Arch., 1862. p. 162, t. LXXV).	H.	32 ans.	7 ans.	Ulcérations au pénis, accidents secondaires, condylome ; ulcères.	Faiblesse générale. Aphonie ; ascite ; oppression ; toux ; crachats striés de sang. A droite, matité au-dessus et au-dessous de la clavicule. A gauche, sonorité moindre. Craquements humides. Expiration prolongée.	Mort.	Infiltration diffuse et circonscrite du lobe supérieur et du tiers inférieur du lobe inférieur à droite : granulations saillantes, grisâtres, sur une coupe du poumon gauche.
63 STACKLER (Service de M. Hallopeau) 1880	F.	45 ans.	8 ans.	Syphilides ulcéreuses. Cicatrices larges et profondes.	Pâleur ; amaigrissem. ; œdème ; diarrhée. Gomme à la partie supérieure de la jambe. Ulcérations buccales, nasales de la voûte palatine des maxil.	Mort.	Lésions méningées et cérébrales. Lésions de la rate. Syphilis du foie. Les deux poumons présentent des excoriations.

64 GAMBERINI (Giornale della malattie veneree e della pelle, 1880, p. 230).	H.	32 ans.	»	Chancre suivi d'angine papuleuse. Ganglions inguinaux et cervicaux.	Dyspnée, 4 mois après l'apparition de l'angine. Toux légère Pas de fièvre. Matité dans le 3e espace intercostal gauche et absence de murmure respiratoire.	Guérison.	»
65 GAMBERINI (Giornale della malattie veneree e della pelle, 1880).	H.	27 ans.	Déc. 1879	Chancre au prépuce, céphalée nocturne. Eruption papuleuse.	A la fin de janv. 1880, toux, expectoration; accès fébriles vespéraux; pâleur. Submatité en arrière et à droite dans les régions sus et sous-épineuses. Râles. Respiration faible.	Guérison.	»
66 GANTHIE (de Charolles) (Ann. derm. et syp. juillet 1880).	H.	23 ans.	6 ans.	Chancre induré. Accidents secondaires graves.	Toux sèche Essoufflement. Fièvre vespérale; sueurs; anémie. Amaigrissement. Coxalgie ? Hecticité.	Guérison.	»
67 ROBERT (service de M. Bucquoy). (Voir Progrès méd. 1880, p. 733).	H.	43 ans.	20 ans.	Ulcérations disséminées après infection syphilitique.	Traces d'ecthyma ancien. Ulcérations irrégulières. Cachexie. Pas d'expectoration. Dyspnée modérée. Au-dessus de la partie moyenne du poumon droit, subm., souffle, bronchophon., en arrière; en avant, tonalité élevée, un peu plus bas, matité.	Mort.	Poumon droit : tiers supérieur, structure aréolaire; tiers moyen, induration, coloration grise; tiers inférieur, congestion et points d'un gris jaune pâle. A gauche, 7 ou 8 centimètres au-dessous du sommet, une cavité. Rien de particulier aux reins, au foie, au cœur.

AUTEURS.	SEXE.	AGE.	DÉBUT.	ANTÉCÉDENTS.	SYMPTOMES.	TERMINAISON	LÉSIONS.
68 SCHNITZER (Die Lungen Syphilis, p. 2, 1880, Vienne).	F.	32 ans.	8 ans.	Chancre; accidents secondaires; angine; laryngite; ulcérations; gommes. Phénomènes pulmonaires améliorés par un traitement spécifique.	Amaigrissement énorme. Fièvre. Douleurs thoraciques et au devant du cou. Toux. En arrière au-dessous de l'angle de l'omoplate, matité, inspiration et expirat. bronchiques. Craquem. fins. Dans le reste du poumon, râles et respiration soufflante.	Guérison.	»
69 SCHNITZER 1880	H.	20 ans.	4 ou 5 ans	Chancre; engorgement ganglionnaire; éruptions; angine; ulcérations.	Déglutition douloureuse. Etat fébrile. Toux. Aphonie. Tuméfaction de la muqueuse laryngée; ulcérations de l'épiglotte. Dans les poumons çà et là murmure vésiculaire affaibli, respiration bronchique, râles.	Guérison.	»
70 SCHNITZER 1880	F.	25 ans.	»	»	Dyspnée assez forte; voix enrouée. Dysphagie. Respiratioa courte et superficielle, surtout à droite. Respiration bronchique, râles gros et petits à droite et en arrière. Laryngite spécifique.	Guérison.	»

71 SCHNITZER 1880	F.	26 ans.	6 ans.	Chancre; éruptions cutanées.	Voix enrouée. Toux. Dyspnée; maigreur, pâleur. Thorax bien développé; respiration courte et rude des deux côtés, en avant et en arrière; râles, souffle bronchique et râles très perceptibles sous l'angle de l'omoplate gauche. Ulcération de l'épiglotte.	Guérison.	
72 SCHNITZER 1880	H.	50 ans.	15 ans.	Syphilis.	Toux; altération de la voix. Souffle doux aux deux sommets. Respiration ici voilée, là elle présente un timbre amphorique. A gauche, souffle très marqué. Luette épaissie. Corde vocale gauche ulcérée.	Guérison.	»
73 CUBE (Virchow's Arch., p. 516, LXXXII), 1880	H.	30 ans.	5 ans.	Chancre.	Au niveau de la pointe de l'omoplate, matité, mumure respiratoire faible, râles. Fièvre. Toux. Expectoration de grosses masses compactes ovalaires, à plusieure reprises Aphonie. Ulcérations sur les cordes vocales.	Guérison.	»

AUTEURS	SEXE.	AGE.	DÉBUT.	ANTECEDENTS.	SYMPTOMES.	TERMINAISON	LÉSIONS.
74 Franck (Wien. med. Press., nº 38) 1880	F.	30 ans.	»	Pas d'antécédents de tuberculose héréditaire.	Dyspnée. Aphonie. Amaigrissement Plaques muqueuses. Matité aux deux sommets, avec respiration bronchique et râles à droite Fièvre. Plus tard, accouchement : enfant syph.	Guérison.	»
75 Dieulafoy 1881 Observation inédite.	F.	32 ans.	12 ans.	Ulcérations du voile du palais. Depuis peu de temps, douleurs thoraciques, céphalalgie, vertiges, vomissements, hémoptysies.	Etat semi-comateux. Paralysie oculaire droite. Dans les deux fosses sous-épineuses, râles, souffle, matité dans une région nettement circonscrite.	Guérison.	»
76 Lancereaux (Gaz. des hôpit., 10 décembre 1881)	H.	41 ans.	15 ans.	Chancre suivi d'une éruption généralisée et traité à l'hôpital du Midi.	Faiblesse générale. Maigreur, sécheresse de la peau ; exostoses syphilitiques à l'arcade sourcilière droite. Aphonie. Dyspnée. Respiration bruyante. Sonorité à peu près normale partout. Rien à l'auscultation. Coma ultime.	Mort.	Syphilis osseuse crânienne. Syphilis méningée et cérébrale. Foie syphilitique. Lésions du larynx, de la trachée et des bronches. Noyaux indurés, disséminés dans les poumons, entre autres au sommet droit. Pas de tubercules.

Dans l'ouvrage récent (Ueber Lungen-Syphilis, Berlin, 1881) du Dr Pancritius, on trouvera un grand nombre d'observations. 64 fois l'amélioration et la guérison furent obtenues ; la mort a été la terminaison de 44 cas ; 18 fois seulement l'autopsie a pu être pratiquée, et souvent le caractère syphilitique des lésions est douteux.

Pancritius. — Lésions du poumon droit, 9 cas ; lésions du poumon gauche, 2 cas; lésions des deux poumons, 7 cas.

CONCLUSIONS

I. Depuis quelques années la syphilis du poumon, dont les notions les plus précises ne datent que des travaux de MM. Ricord (1844), Depaul et Virchow, a été l'objet d'assez nombreuses recherches ; une grande obscurité néanmoins enveloppe encore certaines questions qui se rattachent aux pneumopathies syphilitiques, et en rend l'étude difficile.

II. La division admise par M. Fournier répond à la généralité des faits anatomo-pathologiques.

La forme hyperplasique est la moins bien connue, souvent il est impossible de la distinguer de la pneumonie chronique et de certaines broncho-pneumonies à marche lente.

La forme gommeuse, dont l'existence est beaucoup mieux établie, affecte parfois une ressemblance dangereuse avec la tuberculose. Dans les cas difficiles le microscope est quelquefsis impuissant pour le diagnostic de la gomme et du tubercule ; leurs éléments histologiques même, le follicule tuberculeux, paraissent identiques.

Les lésions scléreuses et les lésions gommeuses sont generalement associées ; c'est surtout, afin de rendre notre tâche plus facile que nous les avons étudiées séparément.

III. La symptomatologie n'est pas différente de celle de l'induration pulmonaire ou de la phthisie tuberculeuse. Aussi le diagnostic est-il fréquemment impossible, et actuellement le traitement spécifique est le meilleur criterium propre à discerner la syphilis et la tuberculose.

IV. Le lobe moyen du poumon droit ne semble pas être « le siège presque exclusif » (Grandidier) des lésions syphilitiques. Il n'est pas prouvé davantage qu'il y ait toujours coexistence de syphilis laryngée et de syphilis pulmonaire comme le veut M. Schnitzer. Ses observations tendent à le démontrer, et indiquent combien le laryngoscope serait précieux pour le diagnostic des affections syphilitiques du poumon.

V. L'existence d'une affection pulmonaire spécifique pendant la deuxième période de la syphilis est à démontrer. Quant à la fréquence de la syphilis pulmonaire, à la troisième période, elle est certainement plus grande que ne semblent l'indiquer les observations publiées jusqu'à présent.

VI. Graves par elles-mêmes, les pneumopathies syphilitiques peuvent disparaître sous l'influence du traitement spécifique, ce qui rend leur pronostic « variable » (Fournier).

BIBLIOTHEQUE NATIONALE DE FRANCE
3 7531021949640

www.ingramcontent.com/pod-product-compliance
Ingram Content Group UK Ltd.
Pitfield, Milton Keynes, MK11 3LW, UK
UKHW020326250726
13967UKWH00004B/1890